JN070822

Family Nursing
to Enhance
Empowerment

家族看護学

家族のエンパワーメントを支えるケア

編著

中野 綾美
高知県立大学看護学部教授

瓜生 浩子
高知県立大学看護学部教授

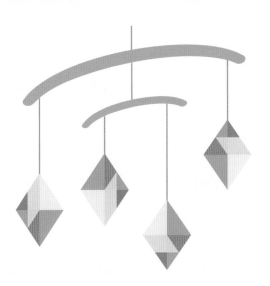

MC メディカ出版

❖ はじめに ❖

　本書,『家族看護学　家族のエンパワーメントを支えるケア』では,家族を主体的な存在としてとらえ,「家族は自身の力でさまざまな状況を乗り越えることができる集団であり,家族が力を発揮できるように,健康問題に積極的に取り組み,健康的な家族生活が実現できるように援助する,すなわち家族のエンパワーメントを支えることが家族看護である」と考えています.この考え方は,家族に対する看護者のケアリングの実践を一つのモデルとして示した「家族看護エンパワーメントモデル」に基づいています.

　1章では,家族を看護するということについて,現代の家族の特徴や,家族を全体としてとらえて支援する家族システム理論,家族を発達する存在として支援する家族発達理論,家族をセルフケア機能を有する存在として支援する家族のセルフケアを取り上げています.2章では,家族の病気体験を理解すること,家族の語りを共感的に傾聴し,家族の立場に立って読み解き,理解していくことについて取り上げています.3章では,家族との援助関係を形成すること,家族とパートナーシップの関係をつくる上で看護者に必要な力,基本姿勢について,事例を通して具体的に示しています.4章では,家族への看護アプローチとして,家族のセルフケアの支援,家族の役割調整,家族関係の調整・強化,家族内コミュニケーションの活性化,家族の対処行動や対処能力の強化,親族や地域社会資源の活用を取り上げ,アプローチについて具体的に示しています.5章では,家族のエンパワーメントを支えるケアについて,専門看護師の方々を中心に,家族員の病気の急変,在宅移行期,長期間の病気療養などを体験している家族の事例を用いて,1章から4章までの家族看護の考え方を活用して,具体的に示していただきました.災害が続いている今日,被災された家族のエンパワーメントを支えるケアについても取り上げています.

　家族の多様化が進んでいる今日,標準的な家族を基準として目の前の家族をとらえるのではなく,それぞれの家族を独自の存在として多面的にとらえ,その家族のもつ力を見極め,力の発揮を支える──家族のエンパワーメントを支えるケアが求められていると考えます.看護学生の皆さまが,「家族の1人が病気になったとき,家族はどのような様子なのだろう?」「家族のことを理解するには何を手掛かりにしたらよいのだろう?」「実習で患者さんの家族と関係性を結ぶにはどうしたらよいのだろう?」「家族の力の発揮を支えるってどういうケアなのだろう?」などと探究する際に役立つように,具体例を豊かに盛り込んだ構成となっています.臨床の場で活躍されている看護者の皆さまにも,家族のもつ力に注目し,家族のエンパワーメントを支援するケアという視点から,広く活用していただければ幸いです.

中野　綾美
瓜生　浩子

家族看護学
家族のエンパワーメントを支えるケア

CONTENTS

3章　家族と援助関係を形成する

4章　家族への看護アプローチ

5章　家族看護の実際

■病気の急変に直面している家族

執筆者一覧

編集

中野 綾美 なかの　あやみ
高知県立大学看護学部教授

瓜生 浩子 うりゅう　ひろこ
高知県立大学看護学部教授

執筆

髙谷 恭子 たかたに　きょうこ
高知県立大学看護学部准教授
1章1節，2節4項

中野 綾美 なかの　あやみ
高知県立大学看護学部教授
1章1節，2節4項

山口 桂子 やまぐち　けいこ
日本福祉大学看護学部小児看護学教授
1章2節1～3項

瓜生 浩子 うりゅう　ひろこ
高知県立大学看護学部教授
2章

池添 志乃 いけぞえ　しの
高知県立大学看護学部教授
2章，4章1節

田井 雅子 たい　まさこ
高知県立大学看護学部教授
3章1節

畠山 卓也 はたけやま　たくや
駒沢女子大学看護学部准教授／
精神看護専門看護師
3章2・3節

野嶋 佐由美 のじま　さゆみ
高知県立大学学長
4章1節

服部 淳子 はっとり　じゅんこ
愛知県立大学看護学部教授
4章2・3節

長戸 和子 ながと　かずこ
高知県立大学看護学部教授
4章4節

中平 洋子 なかひら　ようこ
愛媛県立医療技術大学保健科学部看護学科准教授
4章5節

加藤 智子 かとう　ともこ
聖隷浜松病院看護部看護課長／家族支援専門看護師
5章1節

田村 恵美 たむら　めぐみ
埼玉県立小児医療センター移植外科・臨床研究部・
看護部主査／小児看護専門看護師
5章2節

永冨 美知子 ながとみ　みちこ
日本赤十字社愛知医療センター名古屋第二病院
看護教育支援室看護師長／家族支援専門看護師
5章3節

関根 光枝 せきね　みつえ
日本赤十字社医療センター患者支援室療養支援課長・
がん診療推進課長・看護師長／家族支援専門看護師
5章4節

源田 美香 げんだ　みか
高知県立大学看護学部助教／家族支援専門看護師
5章5節

則村 良 のりむら　りょう
医療法人財団青溪会駒木野病院看護部
CNS／精神看護専門看護師
5章6節

大川 貴子 おおかわ　たかこ
福島県立医科大学看護学部准教授
5章7節

1章

家族を看護するということ

看護は，あらゆる年代の個人のみならず，その家族も対象として，健康を保持増進すること，疾病を予防すること，健康を回復すること，苦痛を緩和すること，その人らしく生を全うできるように援助を行うことを目的としている[1]．例えば，看護場面から考えてみると，患者の看護を実践する中で家族と出会い，入院してきた患者を理解するために家族から情報を収集する，家族に患者の入院生活について説明する，家族の不安を緩和する，病状を理解し療養法を継続できるように家族に教育する，在宅生活の準備について話し合うなど，さまざまな場面で，患者の看護を実践しながら，家族に対しても看護アプローチを展開している．これらの中には，「**患者のための家族への看護アプローチ**」が多く含まれている．しかし，「患者のための家族への看護アプローチ」と家族を看護するということは異なることを理解し，「**家族のための家族への看護アプローチ**」を実践することが求められている．

　家族看護エンパワーメントモデル[2]は，家族に対する看護者の温かいケアリングの実践をモデルとして示したものであり，家族を看護の対象として位置付け，自身の力でさまざまな状況を乗り越えることができる集団ととらえている．さらに**家族看護**とは，家族が本来もつ力が発揮されることを信じ，家族らしい生活の実現に向けて，家族の力の発揮を支える，すなわち家族のエンパワーメントを支えることであると定義付けている．看護者は，家族自身がもつ力を発揮しづらい状況にある家族に対して，その状況を患者のみならず家族全体に起こっている体験として理解を示しながら，家族が本来もつ力が発揮されることを信じ，家族らしい生活の実現に向けて，家族をエンパワーするアプローチを展開することが重要である．

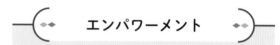

エンパワーメント

力を発揮することを意味する．家族のエンパワーメントとは，家族自らがもてる力を発揮することを意味する．

　また，家族は家族としての生活や経験の積み重ねにより，その家族固有の歴史を形成しており，それは現在のその家族の在り方へとつながっている．したがって，家族看護を展開する際には，その家族の歴史も踏まえて家族の全体像をとらえ，**家族像**を形成することが重要となる．家族像とは，家族員や家族に関する情報を家族全体として統合し，家族の歴史を踏まえて，家族の現状を生き生きと描写した像であり，家族に関する客観的なデータを基盤とし，臨床判断を駆使して家族に関する推論や仮説を立て，これらを確かめながら現実の家族の全体像を描いていくことで形成される[3]．家族像を形成することは，現在の家族の姿を，個−家族−地域社会のつながりの中で，また過去から現在，そして未来への時間軸の中で，多角的にとらえていくことであり，それによって真にその家族に合ったアプローチを見いだすことができる．

　そこで本章では，家族看護エンパワーメントモデルに基づき，看護の対象である「**家族**」とはどのような特徴を有する集団なのか，理論に基づく家族のとらえ方，家族を看護の対象とした「家族のための家族への看護アプローチ」すなわち家族を看護することについての基本的な考え方を述べる．

1 家族についての考え方

家族とは，きずなを共有し，情緒的な親密さによって互いに結びついた，しかも家族であると自覚している２人以上のメンバーからなる[4]

「家族」は，さまざまに定義付けられている．看護者は，家族が「**きずな**」や「**情緒的に親密な結び付き**」を有する集団であり，そのありようは家族により多様であるととらえることが必要である．例えば，カップルが家族として誕生し，日々の生活を通して互いに情緒的な結び付きを形成して相互にコミットメントして(巻き込まれて)いく．家族生活を日々営む中で，さまざまな経験を積み重ねることにより，共通感覚を育み，互いに影響を及ぼしながら，家族固有の価値観や文化を形成し，家族の歴史を築いていく．

家族は，主体的な存在であり，家族の意思決定を行い，家族の幸福と利益のために行動する能力をもっている存在である

意思決定は，「さまざまな事実や価値に基づいた多数の選択すべき手段の中から，一つを選択し，その決定を遂行し，目標の達成度を評価する一連のプロセスである」[5]，「意思あるいは動機付けに基づいて，何らかの目標，意図を達成するための行動の選択肢を想定し，実践し，それを評価するという，ある行動を意識的に選択，決定していく一連のプロセスである」[6]と定義されている．家族の意思決定は，家族メンバー個人の意思決定とは異なり，家族メンバー間の相互作用によって行われ，家族内での納得できる合意が重要になる[6-8]．そのため，意思決定の内容が個人の価値観に関わるものである場合，深刻な問題・複雑な問題である場合，家族メンバーが多い場合は，家族の意思決定には時間が必要であり，十分な情報共有と開放的なコミュニケーションが必要となる．

家族には「定位家族」と「生殖家族」があり，家族の規範や価値観，健康観を理解する上で，重要である

家族の意思決定には，家族メンバー個々の価値観が関わる．この価値観に大きく影響を及ぼす**定位家族**と**生殖家族**を理解することは，家族形成期の家族を理解する上で重要となる(図 1.1-1)．

定位家族は，その人が生まれ育った家族のことである．人は，定位家族の中で，「家族とは」「夫とは」「妻とは」「父親とは」「母親とは」「子どもとは」どのような役割を担うのかなど，その家族の規範や価値観，健康観などを内在化させながら成長していく．一方，生殖家族とは，子どもを生み育てる家族のことである．定位家族の中で内在化された家族の規範や価値観，健康観などに基づきながら，夫婦として子どもを育てる新たな家族をつくっていく[9]．それぞれの定位家族の影響を受けている夫婦が，生殖家族となっていく過程において，夫婦関係にみられる傾向が少なくとも次の世代，三世代にわたって受け継がれる．

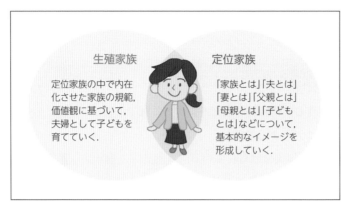

図 1.1-1●定位家族と生殖家族の影響を受ける個人

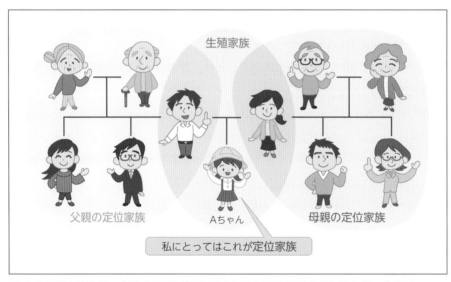

図 1.1-2●定位家族，生殖家族の影響を受けながら新たに形成されるＡちゃん家族

　図 1.1-2 の中心に描かれた円に位置する男性は父親として，女性は母親としてＡちゃんを育てていく生殖家族を形成している．この生殖家族は，Ａちゃんが誕生して間もないほど，生殖家族としての歴史は浅い．そのため，夫婦それぞれが内在化している定位家族の規範や価値観，健康観などの影響を多大に受けながら，それに基づきＡちゃんを育てていくことになる．しかし，夫と妻が内在化してきた家族の規範や価値観，健康観などは異なる場合が多いことから，夫婦間の意見の相違やずれが生じ，家族の葛藤として顕在化する場合がある．

家族形成期にある家族への看護のポイント

子どもが誕生し新たな家族を形成する発達段階の家族に出会った際には，看護者は，夫婦の規範や価値観，健康観などが異なる場合を想定した上で，健康問題や療養生活などについて夫婦で話し合う場を提供したり，夫婦がもつ情報量を同じにするために，医療者からの説明を夫婦そろって行うなどの支援をすることが重要となる．また，子育てへの関与を通して定位家族が生殖家族に直接的に影響を与えている場合もあるため，定位家族とのつながりも視野に入れながら家族をとらえ，支援していくことが必要である．

2 現代の家族の特徴

　家族は，情緒機能，社会化と社会布置の機能，ヘルスケア機能，生殖機能，経済機能という重要な**家族機能**を有している(表 1.1-1)[10]．多様化・複雑化している社会の中で，家族のあり様や家族のかたちも多様化し，家族機能を十分に遂行することができない家族の脆弱性が指摘されている．家族の脆弱性の特徴について以下に述べる．

①現代の家族は，家族員の人数が減少(**小家族化**)し，経済機能，社会化の機能，ヘルスケア機能など，従来家族が果たしてきた機能を，家族だけで果たすことが困難になり，看護者や外部の組織に依存している(家族機能の外部化)．

②社会の価値観の転換により，家族の集団としての目的を果たすことよりも，家族員個人の目的を果たすことが優先される(家族の個別化)．

　例：家族員が病気のときに，「家族のために」という価値観よりも，個人の仕事や社会的付き合いなど「自分のために」を優先する．

③家族がひとつのまとまりある集団として機能することが難しい(家族システムの障害)．

④婚姻関係を伴わないパートナーとの同居や，ひとり親などの**片親家族**，親の再婚によって形成された家族(**ステップファミリー**)など，家族形態も多様化している．ステップファミリーの場合

表 1.1-1●家族の機能

情緒機能	家族員の心理的ニードを満たす機能．家族ユニットを形成し，維持するために不可欠であり，家族の最も基本的な機能
社会化の機能	生産的な社会人を輩出するために，子どもへの初期の社会化を主に担い，同時に家族員としての地位を子どもに与える機能
経済機能	十分な経済的資源(財政や空間，物資など)を提供し，それらの配分について決断を行い，実際に配分する機能
ヘルスケア機能	食物，衣類，住居，ヘルスケアなど人間が生きていく上で，最低限必要なものを供給する機能
生殖機能	家族の連続性を世代から世代へと保証し，人間社会を存続させる機能

は，今まで築いてきた「家族」の中に養父や養母を迎えることと，新しい親子関係の中で相互にコミットメントしていかなければならない．

患者(健康障害をもつ家族員)は，家族と相互に影響しながら共に生活を送っている．家族員が健康障害をもつということは，個人の生活の変更にとどまらず，家族の生活の変更や家族関係の変化など，家族全体に大きな影響を与え，さまざまな苦悩を抱えていく．

家族は，「モビール」が揺れ動くように家族員の変化が家族全体に影響を与える

モビールは，揺れながら全体のバランスを取ろうとする．風が吹き，一つの飾りが揺れると，その飾りだけが揺れるのではなく，そのほかの飾りへと全体に揺れが広がっていく．同じように，家族員の1人が健康障害をもつと，ほかの家族員に看病という役割を担うことが求められ，身体的疲労が増すというかたちで影響が伝わったり，それがさらにほかの家族員の疲労や心配につながったりと，家族員個々の動揺が家族全体に広がっていく．

このような，家族とは「モビール」のようなものであるという考え方は，家族の中に生じる良い影響についてもとらえることができる．例えば，家族というモビールが揺れている中で，患者(健康障害をもつ家族員)が最も大きく揺れている場合，患者の病状や心身が安定するようにケアを遂行し，患者の揺れが収まると，家族全体に伝わっていた揺れも収まってくる．あるいは，患者の病状が増悪したことに対して，配偶者が動揺している場合，配偶者に集中したケアを遂行し，落ち着きを取り戻すと，家族全体の揺れが収まる(図 1.1-3)．

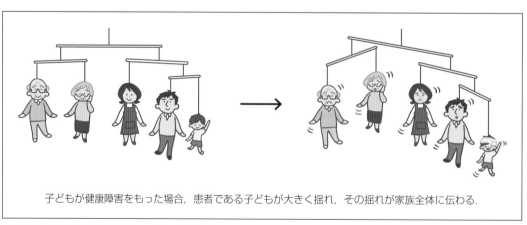

子どもが健康障害をもった場合，患者である子どもが大きく揺れ，その揺れが家族全体に伝わる．

図 1.1-3●家族とは「モビール」のようなもの

家族は，大切な家族員が健康障害を抱えたこと，家族員の世話を行うことによって，さまざまな苦悩を抱えることになる

　例えば，家族員が健康障害を抱えたことは，家族にとって衝撃となる出来事である．治療により治るかもしれないという期待を抱く一方，病状が悪化したり大切な家族員を失うことへの怖さ，いつまで治療が続くのかという先行きの不確かさ，介護を続ける疲労感や自身の健康状態への不安，経済的な負担感などに圧倒されるなど，さまざまな情動にかき乱される．また，健康障害を抱えた家族員の苦痛を目の当たりにして何もできないという無力感，健康障害をもつことへの弱さやはかなさへの心の痛み，治療方針や今後についての家族内での意見の対立など，今までの家族のあり様が崩れるような感覚に苦悩することも起こり得る．

　家族はさまざまな苦悩を抱えながら，健康障害をもつ家族員を中心とした生活を余儀なくされ，今まで実績を築いてきた仕事を辞めなければならないなど，以前のような生活を送ることがかなわなくなる場合もある．このようなマイナスの影響が生じる一方で，病状が安定し，退院できたことが，家族の団結力や家族みんなで助け合ったという満足感につながったり，家族のきずなを強めたりする場合もある[11]．

 健康障害をもつ家族員の生活の質と家族の生活の質は同じ方向を向いていないこともある

　患者（健康障害をもつ家族員）の生活の質を高めることは，家族の生活の質を高めることと必ずしもイコールではない．患者の生活の質を高めるには，家族内の役割を変更したり，新たな家族の生活のしかたを取り入れたりするなど，家族にとって多くの努力とストレス，負担を伴う．長期間になると，患者を中心とした生活と家族員個々が大事にしていた生活とのバランスが取れなくなり，家族全体としての生活が破綻してしまう．したがって，患者の生活の質と，家族の生活とのバランスを考慮する看護の視点は重要であり，患者の生活が守られ，家族全体としての生活も守られているかを話し合いながら方針を決定していく看護が必要である．

4 家族看護を必要としている家族

　家族看護とは，家族をケアの対象に位置付けた看護を実践することであるが，すべての家族が家族看護を必要としているわけではない．家族機能を維持し，家族の健康増進や健康問題が生じたときも，家族としての力を発揮して主体的にさまざまな状況を乗り越えていくことができる家族の場合，看護者はその家族との距離を適度に保って見守る．そして，家族の力では対応が困難となることが予測されたときや家族が援助を求めてきたときには速やかに看護を提供できるように準備する．

　リーベル（Leavell, H.R.）とクラーク（Clark, E.G.）[12]は，家族看護が果たす役割を第一次予防，第二次予防，第三次予防の三つの予防レベルで示し，それぞれの予防レベルを健康－疾患の連続体に関連させて，レベルごとに適した目標を示している（表1.1-2）．

表 1.1-2●三つの予防レベルと健康目標[12]

第一次予防	健康増進あるいは病気や障害回避のために行う予防
第二次予防	早期発見，診断，治療など
第三次予防	病気からの回復段階やリハビリテーション段階であり，患者の能力障害を最小限にとどめて機能レベルを最大にすること

表 1.1-3●家族看護が必要となる場合とその看護

家族看護が必要となる場合	看　護
①家族の在り方や家族関係そのものが健康上の問題である．	家族が，健全な家族の在り方を育成，促進することができるようにしていく．例えば，少子高齢化に伴い，母親モデル，父親モデルが身近にいない家族への援助など．
②家族が，ある家族員の健康問題のため，精神的，身体的，社会的な影響を受けている．	治療や療養が長期に及ぶことで，家族のもつ力が枯渇して家族のまとまりが希薄になったり，新たな力を身に付けることが困難になったりしている家族への援助など．
③家族が，家族員の健康問題の予防・回復，健康の保持・増進に重要な役割を果たしている．	家族が，家族員の健康問題の予防・回復，健康の保持・増進に役割を果たすことができるような家族への援助など．

　家族看護は，家族メンバーの誰かが健康障害をもつことになった時点で関わるだけではなく，家族の歴史を刻む時間軸の中で家族としての健康増進に貢献するという大きな役割をもっている（表 1.1-3）．したがって，家族自らが健康問題を解決することができるように，また，より高次の健康的な家族生活を送ることができるように支援する必要のある家族が，家族看護を必要としている家族である．

>> 引用・参考文献

1）日本看護協会．看護職の倫理綱領．https://www.nurse.or.jp/nursing/practice/rinri/rinri.html，（参照 2022-07-12）．
2）中野綾美編．家族エンパワーメントをもたらす看護実践．野嶋佐由美監修．へるす出版，2005．
3）前掲書2），中野綾美．"家族像とは"．p.59-60．
4）Friedman M. Marilyn．"第1部　理論と概念の紹介．1章．Ⅲ．家族の定義"．家族看護学：理論とアセスメント．野嶋佐由美監訳．へるす出版，1993，p.12．
5）Imogene M. King．キング看護理論．杉森みど里訳．医学書院，1985，p.162-163．
6）野嶋佐由美．家族の意思決定を支える看護のあり方．家族看護．2003，1（1），p.28-35．
7）岡堂哲雄．家族の意思決定のメカニズム．家族看護．2003，1（1），p.127-131．
8）青木典子ほか．家族の合意形成を支える技術の基盤：看護者の姿勢と家族・状況の捉え．高知女子大学看護学会誌．2003，28（2），p.1-10．
9）前掲書2），野嶋佐由美．"家族機能に関する考え方"．p.94-99．
10）前掲書4），"第1部　理論と概念の紹介．5章．Ⅲ．機能とは"．p.74-77．
11）前掲書2），中野綾美．"家族の情緒的反応"．p.24-28．
12）前掲書4），"第1部　理論と概念の紹介．2章．Ⅱ．予防レベル"．p.23．

2 | 家族のとらえ方(家族をどのようにとらえるか)

家族看護学に限らず,看護実践が行われるときは,その基盤としてさまざまな理論的な枠組みが存在する.家族看護学では,対象である「家族」に対する実践の特徴から,「看護理論」のほかに,社会学や心理学など,ほかの専門領域の「家族に関する社会科学」の理論的枠組みが活用されている.

本節では,上記の多くの理論の中から,家族看護エンパワーメントモデルを構成する上で基盤となっている三つの主な理論的枠組みを取り上げ,家族看護の対象である「家族」をとらえ,支援につなげる視点を紹介する.

1 | 家族を全体としてとらえ支援する《家族システム理論》

1) 家族システム理論とは

家族は個々の家族員によって構成されているが,家族員一人ひとりを別々にとらえるのではなく,家族全体を一つのユニットととらえ,その内外との相互作用に注目した考え方が**家族システム理論**である.

家族システム理論は,ベルタランフィ(Bertalanffy, L.v.)によって提唱された**一般システム理論**[1]に基づいたもので,家族を理解し支援する際の基本的な考え方として活用されている.以下に,一般システム理論の特徴を挙げ,家族システム理論への適用について述べる.また,家族システム理論がどのように,家族アセスメントや家族支援などの家族看護実践において定着しているのかについても紹介する.

2) 一般システム理論の考え方と主要な概念

家族システム理論の基礎になっている一般システム理論は,教育システムやシステム工学といった用語としても使われているように,生物学や社会学,教育学や工学などの領域で幅広く活用されている.従来,医学に代表されるように,多くの科学では機械的で最終産物を志向する理論によって,現象をできるだけ小さな部分に分解して分析し,その直線的な因果関係(ある現象について,Aが原因となってBを生じさせるという考え方)を明らかにしようとしてきた.しかし,一般システム理論は,ホリスティック(全体的)でプロセス志向の理論であり,現象をホリスティックな循環的因果関係(単純に原因と結果を決めるのではなく,さまざまな視点で相互の関係をとらえていく考え方)ととらえ,対象となるシステムに焦点を当てて,その相互関連性の観点からとらえたものである.

一般システム理論の中では,システムは「目標志向のユニットであり,相互に作用し合い依存し合っている部分からなり,時間を超えて存続していくもの」[2]と定義付けられているが,主要な概念として「**インプット・アウトプット,フィードバック**:環境から入ってくる刺激に対して,システムは何らかの反応を返し,また,恒常性(ホメオスタシス)を維持するためにさまざまなフィード

バックとコントロールを繰り返す」や「**境界：透過性のコントロールによって（システムの内外を）調節する**」などが挙げられている.

このような考え方はその後，社会学や看護学の領域において，人間の行動や集団の行動を説明する上でも用いられ，さらには家族療法の考え方にも多く取り入れられ，発展してきた．従来は，例えば，子どもに不適切なしつけをする母親や，家族員の在宅移行を拒否する介護者など，家族の中で起こっているさまざまな出来事をとらえる際は，直接的な因果関係による説明が試みられていた．しかし，そのような状態を引き起こした家族や環境全体から出来事をとらえることが提唱されるようになり，出来事を「文脈全体の中で考えようとする概念と枠組みがシステム理論から提供された」といわれている[2].

3) 家族システムの特徴

家族は，密接に関わり合いをもち，互いに依存し合っている個人からなる小さな集団である．これを一つのシステム，すなわち家族システムとしてみると，一般システム理論の基本的な考え方や概念に通じる家族システムの特徴を見いだすことができる[3,4]．家族システムの主な特徴について以下に述べる．

①相互依存性・全体性・非累積性

システムの定義について「目標志向のユニットであり，相互に作用し合い依存し合っている部分からなる」と述べた．個々の家族員は家族システムの「部分」であり，互いに依存し合うことで家族は成り立っている（**相互依存性**）．よって，家族員である誰かに何らかの変化が生じたときには，家族全体に影響を及ぼし，家族全体の変化となって表れる（**全体性**）．また，家族員の相互作用には相乗効果があることから，家族システム全体の機能は，個々の部分を合わせた総和ではなく，それ以上のものと考えることができる（**非累積性**）．

②恒常性・安定性

家族システムは内外からの変化に絶えず対応し，全体としての反応を示し，内外のシステムからのさまざまなフィードバックを受けて家族システムとしての**恒常性**（**ホメオスタシス**）や**安定性**を保とうとする．恒常性は，次に述べる「境界」の調節機能に大きく関連している．

家族システムについては，しばしばモビールの例が用いられる（p.14 図 1.1-3）．モビールのどこかのパーツに力を加えて振動を与えるとモビール全体が揺れて動くが，その揺れは徐々に収まって，元のように静止していく．家族システムの全体性や恒常性・安定性をわかりやすく説明できる例えである．

③境界と階層性

一つの家族単位を一つの家族システムとみた場合に，家族は，その家族が置かれている地域や社会などの環境システム（上位システムとも呼ばれる）に包含されている．家族は個々に，家族システムとしての**境界**を有し，この境界によって，地域社会の中でほかとの区別を可能にしている．

一方，家族システムには，個々の家族員から構成されているシステムが存在する．これは，家族システムからみた場合の下位システムであり，サブシステムと呼ばれる．一般的な核家族を例に挙げると，この家族を最初に形成した夫婦間，その間に生まれた子どもとの親子間，あるいはきょうだい間に，それぞれのサブシステムが存在する(図 1.2-1)．

また，家族システムは，内外のさまざまなシステムとの相互作用を通して，家族の存続と成長のために必要なものを吸収し，また選択的に放出している「開放システム」である．すなわち，家族のある部分や全体に生じた変化を安定させ，適応させていくために，サブシステムとの間で物質・エネルギー・情報を交換できるメカニズムを有している．この開放性の度合いは「境界」により調節されるが，「境界」がもつ透過性の柔軟さによって，家族内におけるフィードバックや家族外との相互作用による取り込みの量や質が左右され，恒常性や安定性に影響を与える．

このように，家族システムは上位システムと下位システムと連動しながら，社会生活における家族としての機能を発揮しているが，これらのシステムには**階層性**があり，それぞれがそれぞれのシステムに対しての**役割期待**をもちながら，相互作用している(図 1.2-2)．

役割期待は，個々の家族が社会において果たしている役割や機能と深く関連しているが，個々の家族内においても，家族それぞれのシステムの特性によって階層性や役割期待が異なっているものと考えられる．

④円環的因果関係

一般システム理論の基本的な考え方にもあるように，家族システム理論の特徴として，家族シス

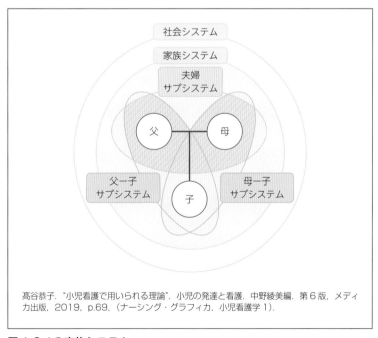

髙谷恭子．"小児看護で用いられる理論"．小児の発達と看護．中野綾美編．第 6 版，メディカ出版，2019．p.69．（ナーシング・グラフィカ，小児看護学 1）．

図 1.2-1●家族システム

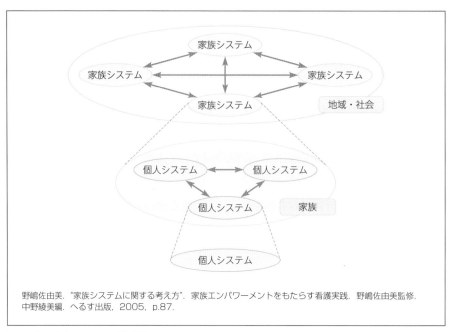

野嶋佐由美. "家族システムに関する考え方". 家族エンパワーメントをもたらす看護実践. 野嶋佐由美監修. 中野綾美編. へるす出版, 2005, p.87.

図 1.2-2●システムの階層性

テムに発生するパターンは，「直線的な因果関係ではなく，円環的なものと考える」ことが挙げられる．特に，家族メンバー間のさまざまな出来事は，個々に現れた現象を原因ととらえてそのことがもう一方の家族メンバーの結果を引き起こしているとする見方ではなく，そこに至る過程について周辺の全体状況を踏まえて考えること，また，その全体状況は刻々と変容しながら進んでいることを重要視する．

4）家族看護実践への活用：家族システムを基盤とした家族アセスメントと家族支援

　家族システムは前項で述べたような特徴を有しているが，これらのそれぞれがうまく機能しているか否かによって，家族システムのバランスがうまく保てていたり，崩れたりすることになる．野嶋[6]は，家族システムの特徴を基本とした「健康な家族システム」の要件として，「オープンシステムである」「家族の内的境界が明確である」「適応したシステムである」「明確なコミュニケーションフィードバックをもっている」の四つを挙げ，これらの視点から家族システムをみることによって，家族アセスメントが可能になることを述べている．以下にその概要を紹介する．

家族システムはどれくらいオープンか

　家族は，家族を取り巻く周りの環境や人々との交流をどれくらい行っているか，親族や社会資源，ソーシャルサポートとの情報交換や交流をどれくらい行っているか，また支援は受けられているか，といった点に着目してアセスメントする．

家族の内的境界はどれくらい明確か

　家族員個々のつながりや関係はどうか，サブシステム同士の関係は維持できているか，個々の家

族員と家族全体との関係はどうか，家族をシステムとしてみた場合の境界の透過性は維持できているか，といった点に着目してアセスメントする．

家族はどれくらいの適応力を有しているか

　家族は変化に対して柔軟に適応できているか，変化に対応できるようなコミュニケーションの調整や，境界の透過性の調節ができているか，といった点に着目してアセスメントする．

家族はどのようにコミュニケーションを図っているか

　家族員間の，思いや意見，情報伝達などの表現は明確か，共感的なフィードバックがされているか，また，問題が発生したときの話し合いは十分にされているか，言語的および非言語的なコミュニケーションの意味合いの一致度はどれくらいか，といった点に着目してアセスメントする．さらには，この家族のコミュニケーションパターンに影響を与えている家族内外の要因についてもアセスメントする．

　以上のような要件との照合によって，家族アセスメントが可能になる．家族員の成長発達や病気など，さまざまな状況や生活の変化は家族システムにも大きな影響を与える．特に，家族の誰かに起こった急な発病や介護を要する在宅療養などによって，家族システムのバランスが大きく崩れる例は，多くみられる．また，それまでの家族システムのありようによって，これらの問題にうまく適応できない家族もある．

　例えば，介護を必要とする家族員を抱えながらも社会資源をかたくなに拒否するような家族では，家族システムが強固で社会に対して閉鎖的な傾向があるかもしれない．また，病気の子どもと母親の母子サブシステムが強固すぎる場合には，この母子やほかの家族員が家族の中で孤立してしまうかもしれない（図1.2-3）．病気の受容や療養行動に対する家族としての適応がうまくいかない

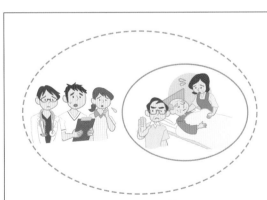
a. 境界の柔軟性
かたくなに公的支援を拒否する家族では，家族システムの境界が強すぎる場合がある．

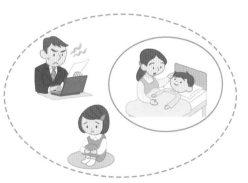
b. サブシステムの偏り
病気の子どもと母親のサブシステムだけが強固になる場合には，母子やほかのメンバーが家族内で孤立する場合がある．

図 1.2-3●家族システムの例

事例や，システムのゆがみが今後の家族の生活に大きな影響を及ぼすことが予測される事例では，以上のような視点から，家族員の病気や健康問題が，家族全体や各家族員，サブシステムにどのような変化を与えているのか，今後どのような変化を与えるのかに注目しながら情報収集し，家族をアセスメントすることが有用であり，またそれによって支援の方向性を探ることができるといえる．

5）家族システム理論のまとめ

　家族システム理論は，家族をシステムととらえ，家族看護実践の場面で，家族の全体像からアセスメントする基本的な視点を提供し，家族がもつ集団としての力を家族支援につなげることを容易にする点からも，家族看護の基盤となる考え方である．

　家族システムのアセスメントに際しては，対象となる家族自体が自らの家族の範囲をどこまでと認識しているのかをまず確認し，健康問題をもつ家族員の位置付けをとらえながら看護していくことが前提となるが，その第一歩としての情報収集の過程が家族システムのアセスメントにつながるものと考える．また，家族システム理論は，典型的な核家族を例に説明されることが多いが，現代の多様な家族の内外の相互作用を説明する上でも，システムとしての考え方の普遍的な部分を適用することが可能である．さまざまな家族の家族システムのアセスメントを有効活用することで，支援につながっていくと考える．

2　家族を発達する存在として支援する《家族発達理論》

1）家族発達理論とは

　発達理論とは，もともと個人の成長や発達を説明する上で利用されてきた理論であり，エリクソンやピアジェ，ボウルビィなど，特に小児期の成長発達に関しての理論が知られている．それらの中では，人の発達には，個別性はあるものの，ほぼ定型的な発達がみられることを前提にして説明がされている．

　家族発達理論は，家族にも人の発達の考え方を適用し，「家族は発達する集団」であるとみなして，家族生活を家族の発達段階ごとに論じたものである．すなわち，家族はその発達においてもほぼ定型的で普遍的な発達段階を踏みながら，「**周期**」を繰り返していくことが示された．

　家族周期とは，2人の男女が結婚して家族を形成するところから始まり，子どもが生まれて家族員が増え，子どもの成長発達とともに家族も発達していくが，やがて，子どもは家を離れて，再び夫婦2人の家族に戻り，どちらかが先に死を迎えて家族の終焉を迎えるまでを指す．このような家族の発生—発展—衰退—消滅という営みの過程は，家族によって，個別的でそれぞれ独自の営みの中で変化，発達するが，その多くは定型的な過程をたどるものとして，一つの周期すなわち家族周期（家族のライフサイクル）とされた．これについては，家族社会学の領域で，家族のライフサイクル研究として発展し，家族周期論的アプローチ，発達的アプローチと呼ばれている[2, 4, 7]．

2）家族の発達段階と家族発達課題

家族の発達段階には諸説あるが，代表的なものとしてはデュバル（Duvall）やヒル（Hill），森岡の説が挙げられる．デュバルの家族周期モデルは最も広く用いられている発達的アプローチ[7]であるが，そこでは家族が通過する八つの年代的な段階が明確にされている．髙谷[5]は，デュバルの家族の八つの発達段階について，相対的に安定している，隣接する段階とは質的にも量的にも異なっている，家族の共通性にも着目しているなどの点から推奨し，それに家族の発達課題と健康領域の問題を加えて表に示している（表1.2-1）．

一方，発達課題とは，個人の発達における「次の発達段階にスムーズに移行するために，それぞれの発達段階で習得しておくべき課題」であり，各発達段階における目標に近いものであるが，家族の発達段階においても，「それぞれの段階には，家族が次の段階に進むまでに達成しなければならないと予測される課題がある」[7]とされ，その段階を特徴づけるような家族の発達課題がある．

以下に，デュバルが提唱した家族の八つの発達段階と各段階における家族の発達課題の主なものを示す．デュバルは，家族の発達段階を区分する子どもの発達については，いずれも第1子を基準としており，第2段階「出産家族」の子どもの年齢は2歳6カ月まで，第3段階「学齢前期の子どもをもつ家族」では，それ以降から5歳までとしている．

第1段階　家族の誕生

この発達段階は，それまで別々の家族（定位家族）のもとで育ってきた2人の男女が結婚し，一つの新しい家族（生殖家族）を形成する時期である．この時期には，「お互いに満足できる結婚生活の確立」「家族計画（を立てること）」などが発達課題として挙げられる．

第2段階　出産家族

この発達段階は，子どもの誕生によって家族メンバーが増え，夫婦は親としての役割を担っていく時期である．この時期には，「個人，夫婦，親としての感情や考えを内包した創造的なコミュニケーションパターンの再確立」などが発達課題として挙げられる．

第3段階　学齢前期の子どもをもつ家族

この発達段階は，家族の生活を子どもの成長発達に合わせて，子ども中心の生活に調整していく時期である．この時期には，「子どもの社会化」「親子関係の変化への適応と調整」が発達課題として挙げられる．

第4段階　学童期の子どもをもつ家族

この発達段階は，子どもが学童となって社会化が進むと同時に，夫婦自らが親役割の変化に伴って，夫婦の関係性や将来を見直す時期でもある．この時期には，「子どもが学業に励むようにすること」「（親が）子離れを学ぶこと」などが発達課題として挙げられる．

第5段階　10代の子どもをもつ家族

この発達段階は，子どものさらなる自立や巣立ちに向けた生活を見守り援助する時期である．こ

表 1.2-1 ●家族ライフサイクルの八つの段階における家族発達課題と健康領域の問題

家族の 発達段階	家族の発達課題	健康領域の問題
第1段階 家族の誕生	・お互いに満足できる結婚生活の確立 ・親族ネットワークとの調和 ・家族計画	・性的役割や夫婦の役割調整 ・家族計画に関する教育やカウンセリング ・出産前教育やカウンセリング
第2段階 出産家族	・個人，夫婦，親としての感情や考えを内包した創造的なコミュニケーションパターンの再確立 ・拡大家族や友人との関係の再調整	・家族中心の出産準備教育 ・子育てや出産後の家族計画 ・身体的な健康問題の早期発見・早期治療など
第3段階 学齢前期の子どもをもつ家族	・子どもの社会化 ・親子関係の変化への適応と調整	・家族の子どもへの分離の準備(子どもが変化に対応していけるように) ・子どもの感染性疾患や事故など
第4段階 学童期の子どもをもつ家族	・子どもが学業に励むようにすること ・円満な夫婦関係を維持すること ・子離れを学ぶこと	・子離れに対する不安や孤独感 ・子どもの学力に過剰反応する ・学校恐怖症や子どもの自己中心的な行動
第5段階 10代の子どもをもつ家族	・自立・責任・制御の変化と子どもの自立への援助 ・老いた親の世話の始まり	・子どもの問題行動の表面化 ・家庭状況に関する夫婦・同胞の葛藤 ・子ども，親の葛藤および姑の葛藤
第6段階 新たな出発の時期にある家族	・子どもとの心理的絆を保ちながら巣立ち後の変化への適応，生活の再構築 ・夫，妻の年老いた病気の両親を援助すること	・慢性疾患の増悪，肥満，高血圧など ・女性の更年期障害 ・長期の飲酒や喫煙，食習慣などの影響の顕在化
第7段階 中年期にある家族	・健康的な環境を整える ・年老いた両親や子どもとの間に満足のいく有意義な関係の維持 ・夫婦関係を強固なものにすること	・夫婦の離婚問題 ・ひとりよがりの満足感 ・年老いた両親の世話の問題
第8段階 退職後の高齢者家族	・満足できる生活状態を維持すること ・減少した収入での生活に適応していくこと ・夫婦関係の維持や配偶者の喪失に適応すること ・家族の絆を統合させたものとしての維持 ・加齢化の中で自分自身の存在の意味を見いだすこと	・老人の社会的価値の低下 ・機能や体力の低下 ・家族に共通する喪失(経済・家・社会的喪失，きょうだいや配偶者の死) ・退職

髙谷恭子．"小児看護で用いられる理論"．小児の発達と看護．中野綾美編．第6版，メディカ出版，2019，p.72，(ナーシング・グラフィカ，小児看護学1)．

の時期には，「自立・責任・制御の変化と子どもの自立への援助」，「老いた親の世話の始まり」が発達課題として挙げられる．

第6段階　新たな出発の時期にある家族

　この発達段階は，家族としての関係を保ちながらも子どもを巣立たせる一方，顕在化する夫婦自らの健康問題や老親の介護問題への調整を余儀なくされる時期である．この時期には，「子どもと

の心理的距離を保つこと」「子どもが巣立った後の変化への適応と生活の再構築」などが発達課題として挙げられる.

第7段階　中年期にある家族

この発達段階は，子どもが巣立って新しい家族を形成するのを見届け，中年期に入った自ら夫婦の社会的な生き方を再確認する時期である．この時期には，「健康的な環境を整えること」「夫婦関係を強固なものにすること」などが発達課題として挙げられる.

第8段階　退職後の高齢者家族

この発達段階は，夫婦のいずれかの死によって家族周期を終える最終段階であるが，加齢と老化へのあきらめ，喪失体験を受容していく時期である．この時期には，「満足できる生活状態を維持すること」「夫婦関係の維持や配偶者の喪失に適応すること」「家族のきずなを統合させたものとして維持すること」などが発達課題として挙げられる.

3) 家族の発達課題に影響する要因

以上の各発達段階における発達課題は，あくまでも家族発達の共通性を基準として示されたものである．しかし，家族の中の各家族員は，それぞれ個人としての発達課題をもっているため，実際には個人の発達課題と家族の発達課題の両方を達成するための調整をしながら生活している．子どもを育てている段階では，子ども自身の発達課題と家族の発達課題は類似していることが多いため，さほど大きな食い違いはないと思われるが，家族構成メンバーの人数や年代，子どもの状況によっては家族の発達段階ごとの発達課題が必ずしも優先されるとは限らない.

また，家族が，複数の発達段階の発達課題を同時に抱えることもあると考えられる．ここでは家族周期を1組の夫婦の家族発達を基本として述べているが，3世代・4世代が同居している家族や，拡大家族のメンバーまでを自らの家族ととらえている場合には，より複雑な発達課題の調整が必要となる(図1.2-4).

さらには，それぞれの家族内の勢力関係や果たしている役割や機能などによっても異なる可能性がある．特に，日本のような超高齢社会においては，第8段階にあたる期間がかなり長期になり，発達段階や課題に関する追加修正が必要な現象が起きている．さらに，形態が多様化している家族への適用の困難さの指摘もある.

これらの状況を踏まえた上での，家族アセスメントへの適用が必要といえる.

4) 家族看護実践への活用：家族発達を基盤とした家族アセスメントと家族支援

家族の発達段階と発達課題をもとにした家族アセスメントは，家族の発達段階とその進行度，発達課題の達成度，これまでの家族の歴史(夫婦がそれぞれ育ってきた家族の歴史も含む)などの視点からみることによって，家族発達に関わるアセスメントが可能になるとされている(表1.2-2)[6].

さらに，野嶋[6]は家族発達に関するアセスメントの1～5のステップを挙げ，具体的なアセスメントの過程を示している(図1.2-5).

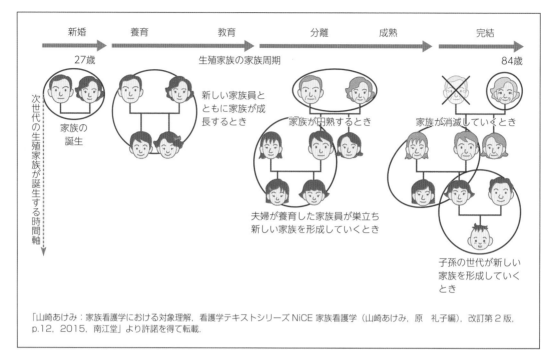

新婚　　　　　養育　　　　　　教育　　　　　　分離　　　　成熟　　　　　　　完結

27歳　　　　　　　　　生殖家族の家族周期　　　　　　　　　　　　　　　　　84歳

次世代の生殖家族が誕生する時間軸

家族の誕生

新しい家族員とともに家族が成長するとき

家族が円熟するとき

家族が消滅していくとき

夫婦が養育した家族員が巣立ち新しい家族を形成していくとき

子孫の世代が新しい家族を形成していくとき

「山崎あけみ：家族看護学における対象理解, 看護学テキストシリーズ NiCE 家族看護学（山崎あけみ, 原 礼子編）, 改訂第 2 版, p.12, 2015, 南江堂」より許諾を得て転載.

図 1.2-4●家族周期：二つの時間軸

　最初のアセスメントのステップは，家族の発達段階を知ることである．家族構成の情報を得ることで，家族が今，どの発達段階にいるのかを知ることができる．年少の子どもが複数いる場合でも，まずは第 1 子の年齢や発達段階に当てはめていくことが基本である．

　次のステップでは，家族がどのような発達課題に取り組んでいるのか，さらにはどのように取り組んでいるのかといった視点から情報収集し，確認していく．各発達段階における発達課題は，家族全体で達成すべきものであり，その時々の家族が目標としていることや家族の歴史や価値観によっても，取り組み方に独自の形がみられることがある．例えば，高齢の母親と同居している夫婦と高校 3 年生の娘という家族において，高齢の母が医療的ケアを受けながら在宅生活をすることにな

表 1.2-2●家族発達に関するアセスメントの視点

1. 現在の家族の発達段階
2. 発達段階の達成度
3. 家族の家族史
4. 夫婦の出生家族の家族史
5. 家屋の特徴
6. 近隣と地域社会の特徴
7. 家族の地理的移動
8. 地域社会との付き合いおよび交流
9. 家族のソーシャルサポートネットワーク

中野綾美. "家族発達に関する考え方". 家族エンパワーメントをもたらす看護
実践. 野嶋佐由美監修. 中野綾美編. へるす出版, 2005, p.107.

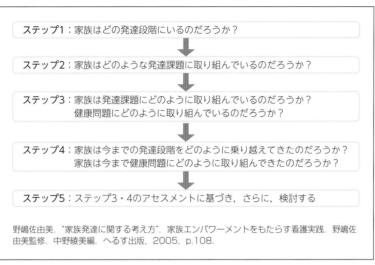

ステップ1：家族はどの発達段階にいるのだろうか？

ステップ2：家族はどのような発達課題に取り組んでいるのだろうか？

ステップ3：家族は発達課題にどのように取り組んでいるのだろうか？
　　　　　　健康問題にどのように取り組んでいるのだろうか？

ステップ4：家族は今までの発達段階をどのように乗り越えてきたのだろうか？
　　　　　　家族は今まで健康問題にどのように取り組んできたのだろうか？

ステップ5：ステップ3・4のアセスメントに基づき，さらに，検討する

野嶋佐由美．"家族発達に関する考え方"．家族エンパワーメントをもたらす看護実践．野嶋佐
由美監修．中野綾美編．へるす出版，2005，p.108.

図 1.2-5●家族発達に関するアセスメントのステップ

り，ほかの家族員に突然，介護役割が発生した．主たる介護者になった夫婦は，自分たちの負担が大きくなったとしても，大学受験を控えて目標をもって勉学に励んでいる長女に介護を手伝ってもらうことを求めないことがある．それは，第5段階にあるこの家族には，表 1.2-1（p.24）に示すように，「（略）子どもの自立への援助」「老いた親の世話の始まり」という二つの発達課題がある中で，子どもの自立のための受験を最優先課題ととらえているためである．また別の例では，何らかの理由で娘夫婦の幼児期にある子どもを引き取って育てている壮年期夫婦にとっては，本来，自分たちの老後に備えて健康的な環境を整え，生活を充実させていくことが発達課題でありながらも，孫の子育てを中心とした第3段階の家族発達を意識した生活に切り替え，発達課題を達成する営みが行われていく．

　看護者は，家族員の健康問題を優先した家族の行動を期待するかもしれないが，その家族がどのような発達課題に取り組んでいる途中なのか，それは一般的に述べられている普遍的な家族周期を反映したものと同じなのか異なるのか，異なる場合にはその理由は何かなどの視点から，情報収集を繰り返しアセスメントすることが必要である．

　一方，発達課題への取り組み方が適切ではない家族もみられる．生まれてくる子どものための心理的・社会的準備がうまく進められなかったために，積極的に育児行動ができない第2段階にある出産家族の夫婦や，お互いの健康問題に関心を示さない第7段階にある中年期にある家族の夫婦などは，発達課題に即した適切な取り組みを行っているとはいえない例である．しかし，その背景には，さまざまな事情によって，家族の力を発揮できない状況があるかもしれない．発達段階をとらえ直し，発達課題を家族と共有し，これまでにさまざまな課題を乗り越えてきた過去を振り返りながら，これからの課題達成に必要なものをどのように補っていくのかを家族と共に探り，支援につ

なげていくことが大切である.

5) 家族発達理論のまとめ

　家族発達理論の活用により，対象である家族の家族周期上の発達段階を確認することができ，また同時に，家族としての当面の目標と想定される発達課題を共通認識とすることが可能となる. さらには，次の段階への移行によって起こり得る問題を予測しながら関わることができる. 上記のように，定型的な家族を想定した，家族全体をとらえる考え方ではあるが，家族看護実践においては，ほかの理論やアセスメントの視点との併用によっても，十分にその有用性を発揮できるものと考えられる.

3　家族をセルフケア機能を有する存在として支援する《家族のセルフケア機能》

1) セルフケア理論

　セルフケア理論は，オレムによって提唱された「セルフケア理論」「セルフケア不足理論」「看護システム理論」の三つで構成される「**オレム看護論**」の一つである. その中でオレムは，セルフケアを「個人が自らの健康に大きな責任をもち，自分の生命・健康・安寧(あんねい)・良好な状態を目指して，自らの判断に基づいて自らの能力を駆使して主体的にとる行動」[8]と定義し，また，「人がセルフケアをするために行わなければならない活動」を「セルフケア要件」として，①普遍的セルフケア要件，②発達的セルフケア要件，③健康逸脱に対するセルフケア要件の三つを挙げている[9]. 中でも，普遍的セルフケア要件には，「空気を十分に取り入れていくこと」「水分を十分に取り入れていくこと」「活動と休息のバランスを保つこと」「孤独と社会的交わりのバランスを保つこと」など八つが挙げられ，その人の健康状態や年齢，発達レベルあるいは環境の相違に関わりなく，すべての人に共通して，セルフケアを達成するために必要なものとされている[9].

　以上から，セルフケアをうまく行える人はこれらの要件を満たしている人であり，また，セルフケア不足の人は，セルフケア能力が低下している，あるいはセルフケアの必要性が増したことによって結果的にセルフケア不足に陥っている状態であり，看護の対象であるといわれている.

2) 家族のセルフケア

　家族のセルフケアについても，家族は一つの社会的な集団として，全体として主体的にセルフケアを行っていく力を有しているといわれている[6].

　家族セルフケアは，家族看護エンパワーメントモデルが立脚する中心的な考え方の一つであるが，本項では，オレムのセルフケアの考え方を家族に適用している同モデル[6]から紹介していく.

　野嶋[6]は，「家族セルフケアを，家族が家族員の健康を保持・増進させ，健康的な家族生活の実現に向けて取り組む主体的な営みと定義付ける」とし，また「家族は本来有している家族セルフケア能力を活用して，主体的にセルフケア行動を取っているが，いったん家族員に健康問題が発生すると，家族のセルフケア能力やセルフケア行動に変化が生じる」として，家族のセルフケアが家族

員の健康問題と密接に関連していることを述べ，その機能を適切に評価し，維持向上させていくことの重要性を指摘している.

3）家族セルフケアの考え方

家族のセルフケアについて，オレムのセルフケア要件を応用して考えると，以下の三つのセルフケアから成るとされている.

家族セルフケアの考え方は表1.2-3に示す通りであるが，普遍的セルフケアの中に，発達的セルフケアと健康逸脱に対するセルフケアも含まれていると考えられることから，看護者としては普遍的セルフケアを中心に看護実践を統合していくことが適切であろうと述べられている[6].

4）家族看護実践への活用：家族セルフケアを基盤とした家族アセスメントと家族支援

家族は「家族セルフケア能力」に基づいて「家族セルフケア行動」を取り，自分たちのセルフケアを評価して修正しているが，その過程で，家族セルフケア行動は円環的なプロセスをなして実行されている. すなわち，家族はセルフケア能力をもって，判断し，状況に適合させながら家族の日常生活を送っているのである[6].

宮田ら[10]は，健康な家族が取っているセルフケア行動について，①十分な空気・水分摂取の維持，②十分な食物摂取の維持，③排泄過程，排泄，清潔に関連したケアの提供，④活動と休息のバランスの維持，⑤孤立と社会的相互作用のバランスの維持，⑥生命・機能・安寧に対する危険の予防，⑦正常な家族生活の維持の七つのセルフケア領域を挙げている.

一方，家族セルフケア能力については，家族は家族集団としてのセルフケアのニーズを充足し健全な家庭生活を送れるように努めているが，そのためのセルフケア能力として，①セルフケア要件とそれらを充足するための手段を知ること（知識），②セルフケアについて判断し，意思決定をする

表 1.2-3●家族セルフケアの考え方

1. 家族の普遍的セルフケア
　家族の普遍的セルフケアとは，家族が健康的な生活を実現するために充足しなければならない機能とそのために必要なセルフケアであり，基本的にはすべての家族に共通し，ライフサイクルのどの段階にあっても常に必要なものである. 家族の普遍的セルフケアは，病者を抱えない通常の家族においても存在している.

2. 家族の発達的セルフケア
　家族の発達的セルフケアとは，家族が正常な成長発達を遂げるために，またそれを阻害するような諸条件を予防するために必要とされるセルフケアであり，家族の発達段階によって，家族の普遍的セルフケアは異なる.

3. 家族の健康逸脱に対するセルフケア
　家族の健康逸脱によるセルフケアは，家族員が病気になったときに家族がとるセルフケアである. 家族員の誰かが，病気になることで，家族の基本的な生活行動に影響が及び，さらに治療や療養に対しての家族のセルフケアが要求される.（略）ひとりの家族員が病気になることによって，家族の普遍的セルフケアに関連している行動は異なってくる.

野嶋佐由美．"家族セルフケア行動"．家族エンパワーメントをもたらす看護実践．野嶋佐由美監修．中野綾美編．へるす出版，2005，p.74-75.

こと(判断力)，③セルフケア要件とそれらを充足するための行為を遂行すること(実行力)の三つが挙げられている[6]．さらには，家族のセルフケア能力は多面的で，健康的な家族生活を維持していくためには，広範な能力が必要であることから，アセスメントには個々の家族員や家族システム全体に視点を向けて，それらの機能や力をとらえることが重要といわれている．

実際の家族セルフケアのアセスメントには，上記の七領域に関するセルフケア行動と三つのセルフケア能力に加えて，以下の①〜⑤の要件[6]を視点として考えることができる．家族に健康問題を有する家族員がいる場合には，上記の七領域それぞれについて，①個人のセルフケア行動やセルフケア欠如，②家族セルフケア行動とセルフケア欠如，③個人のセルフケアに関連している要因，④家族セルフケアに関連している要因(家族役割・勢力，家族周期，家族関係，家族対処など)，⑤家族セルフケアを促進するための働きかけ，の情報収集を行い，アセスメントすることができる．

例えば，糖尿病や高血圧などの慢性的な健康問題にうまく対処できていない家族員のセルフケア行動をアセスメントする際に，まずは当事者自身の七つのセルフケア領域のセルフケア状況からアセスメントしていくことは重要である．しかし，同じ環境で一緒に生活している家族全体の食生活や活動・休息の習慣，家族内の勢力関係などが，家族としてのセルフケア行動やセルフケア欠如を形作り，その家族員の健康問題にも大きく影響している．家族全体で，糖尿病の家族員に合わせた食事をすることで，ほかの家族員の食生活が改善していく例も少なくない．

個人のセルフケアと家族のセルフケアの能力や行動について同時に情報収集し，組み合わせたアセスメントを行うことによって，家族全体のセルフケアをとらえ，支援の糸口を見つけることができると考える．

5）家族のセルフケア機能のまとめ

家族セルフケアの考え方は，家族が一つの社会的な集団として，主体的にセルフケアを行っていく力を有しているととらえ，家族のセルフケア能力に基づいて，家族のセルフケア行動を取っていることを提示している．家族のセルフケア行動は，家族の構造やコミュニケーションパターンなどの基本的な特徴，家族の発達，家族の抱える種々の問題状況によって影響を受けることは当然ではあるが，普遍的なセルフケア行動からのアセスメントは可能である．家族看護実践の場で，対象とする家族をとらえるときの基本的な視点として，まずは今現在，家族がどのようなセルフケア行動を取っているのかを確認していくことは非常に有意義なことといえよう．

4　家族を看護するということ

1）家族をケアの対象として位置付ける

家族をケアの対象として位置付ける看護とは，具体的にどのようなものか，健康障害をもつ家族員の一人が入院している場合で考えてみたい．

事　例

　50代半ばである夫は持病が悪化したために，治療目的で入院したが，治療効果が得られにくく入院が長期化している．自営業であるために，夫に代わって妻が時間を短縮しつつ営業し，週に2，3回は1時間程度の面会に来て，主に着替えを届けたり，夫の要望に応えたりしている．妻以外に大学生と高校生の息子がいるが，面会には来ていない．看護師Bさんは患者の担当である．

①家族を患者の背景として位置付ける

　患者中心の看護では，患者の健康や患者のセルフケアの向上を第一義的な目的として看護を展開し，そのときの家族は患者の背景ととらえられている[11]．

　例えば，看護師Bさんは患者と関わる中で，「入院当初は自分から仕事のこと，奥さんのこと，息子さんのことなど話をしてくれるなと思っていたが，最近は，家族のことを聞いてもはぐらかされるような気がする」「入院も長くなってきたことが関係しているのかな？　今度，奥さんが面会に来られたときに聞いてみよう」と考えた．

➡このときのBさんの家族のとらえは，患者のために妻から情報を得る，背景として家族を位置付けている．

②家族を患者の資源として位置付ける

　家族を患者の資源として位置付ける場合も，患者の背景として位置付けるときと同じように，患者中心の看護であり，家族は患者のために支援すべき存在であるととらえられている．

　例えば，看護師Bさんは患者に寄り添う中で，「入院が長くなったし，妻は自営業が忙しいから待ってと言うんだが，週末だけでもやっぱり家に帰りたいんだ」という本音を聞き，「つらい気持ちを話してくれたのだから，週末の外泊ができるように奥さんに頼んでみようかしら」と考えた．

➡このときのBさんの家族のとらえは，外泊を希望する患者のために妻に頑張ってもらう，資源として家族を位置付けている．

　①②の例に示すように，家族の状況や立場を考慮することよりも，「患者が望ましい療養生活を過ごすために」「患者の社会復帰促進のために」「病状安定・回復のために」と，家族に協力を求める傾向にあるとらえ方は，家族を背景や資源としてとらえていることになる．

③家族をケアの対象として位置付ける

　家族の健康や家族のセルフケアの向上を第一義的な目的として看護を展開するときは，家族はケアの対象ととらえられている[11]．

　例えば，看護師Bさんは患者の外泊希望の話の中で，奥さんから自営業が忙しいから待ってと言われていたことを思い出し，「入院当初から変わらず仲が良い夫婦．夫に代わって仕事と面会，家事などすべてを一人で抱え込んでいないかしら？　今度，面会に来られたときに家の様子を聞いてみ

よう」と考えた.

➡このときのBさんの家族のとらえは，患者の入院により影響を受けている妻のためにどうするか
を考える，ケアの対象として家族を位置付けている.

看護者として家族をどのように位置付けているのかを明確にして，実践することが大切である.

2）家族の力の発揮を支える

家族看護を効果的に展開するためにも，家族がもつ力をアセスメントし，必要なところに最善と
なる看護を提供することが求められる．そこで，フリードマン（Friedman, 1989）は，家族をシス
テムとしてとらえ（家族システム理論の考え方は，p.17参照），四つのレベルに焦点を当てた家族
看護の展開を提唱している[12]（図1.2-6）.

まず，家族看護の焦点を，個人レベルすなわち家族員の一人に当てるのか，夫婦・きょうだい・
親子など二者関係に当てるのか，家族を一つのまとまり（家族システム）として当てるのか，さらに
は，家族が属する社会に当てるのかを考えて，家族看護を実践していくことが大切である.

家族の中の一員である個人に焦点を当てることをレベル1と呼び，家族員が健康であることに関
心を払い働きかける，個人レベルの家族看護を意味する．次に，対人に焦点を当てることをレベル
2と呼び，家族の健康や健康的な生活を，家族の対人関係や役割関係などの視点からとらえ，必要
に応じてこれらの関係に働きかける，二者関係レベルの家族看護を意味する．そして家族を全体と
してとらえ，家族システムに焦点を当てることをレベル3と呼び，家族の健康や健康的な家族機能
の発揮，家族としての問題解決能力などに関心を払い，必要に応じてこれらに働きかける，システ

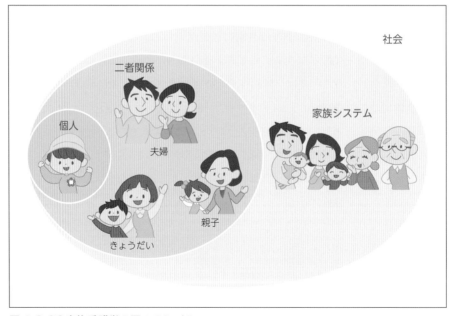

図1.2-6●家族看護学の四つのレベル

表 1.2-4●家族を全体としてとらえて支援する際の看護者の姿勢

- ・家族看護を実践する際には，患者（健康障害をもつ家族員）の健康問題が家族全体に影響を与えることを意識する
- ・家族員の反応が患者に影響を与えることを意識する
- ・患者が担ってきた役割を家族員が代行したり，介護の役割などのさらに新しい役割を担ったりしていることが大変な体験であることを理解する

ム全体レベルでの家族看護を意味する．

　家族全体の健康，健康的な家族生活を実現するために，看護者はあるときは，一人の家族員に働きかけたり，一人の家族員から情報を得たりしながら，家族全体に迫ることも可能である．また，看護者が問題としてとらえる現象によっては個人レベルに介入することで，家族全体の健康問題が解決することもある．これら四つのレベルの家族看護から柔軟に適切なアプローチ方法を選択していくことで，家族看護を展開することができる．

　したがって，個人に働きかける看護は，家族看護の視点から見ればレベル1の家族看護であり，その中には家族への影響を視野に入れた患者への看護も含まれる．大事なことは，今，家族のどのレベルに焦点を当てているのかを明確にして，看護を展開することである．そして，家族の力を高めていくために効果的かどうかをアセスメントしながら，家族全体をとらえて支援することで，養育者や介護者だけに焦点を当てる家族看護の限界を超えた家族看護が実践できるのである（表 1.2-4）．

>> 引用・参考文献

1) ルトヴィヒ・フォン・ベルタランフィ．一般システム理論：その基礎・発展・応用．長野敬ほか訳．みすず書房，1973.
2) Marilyn M. Friedman．家族看護学：理論とアセスメント．野嶋佐由美監訳．へるす出版，1993.
3) 鈴木和子ほか．家族看護学：理論と実践．第4版，日本看護協会出版会，2012.
4) 山崎あけみほか編．家族看護学．改訂第2版，南江堂，2015，（看護学テキスト NiCE）．
5) 中野綾美編．小児の発達と看護．第6版，メディカ出版，2019，（ナーシング・グラフィカ，小児看護学1）．
6) 野嶋佐由美監修．中野綾美編．家族エンパワーメントをもたらす看護実践．へるす出版，2005.
7) 森岡清美ほか．新しい家族社会学．四訂版，培風館，1997.
8) ドロセア E. オレム．オレム看護論：看護実践における基本概念．小野田杜紀訳．医学書院，2005.
9) スティーブン J. カバナ．オレムのセルフケア・モデル．数間恵子ほか訳．医学書院，1993.
10) 宮田留理．家族看護学の理解 家族（対象）理解 家族の保健機能としてのセルフケア能力．看護技術．1994，40(14)，p.1449-1453.
11) 前掲書 6)，野嶋佐由美．"家族看護における家族の概念化の特徴"．p.1-4.
12) 前掲書 6)，野嶋佐由美．"家族看護とは"．p.4-5.

2章

家族の病気体験を理解する

家族の一員が病気になると，家族はさまざまな体験をする．その体験はそれぞれの家族によって異なるとともに，一つの家族の中でも，各家族員の立場や病気をもつ家族員との関係性などによって違ってくる．家族を支援する上では，家族としての病気体験と各家族員の病気体験を理解し，それぞれの体験に寄り添いながら支援を行う必要がある．また，その病気体験の理解にあたっては，単に病気や治療の観点から推測するのではなく，家族の語りを共感的に傾聴し，言動の意味を家族の立場に立って読み解きながら，家族の視点から理解していくことが重要である．

ここでは，家族の病気体験を，「1　家族の病気のとらえ方・理解」「2　家族の苦悩，情緒的反応」「3　家族の生活への影響，療養のマネジメント」「4　家族のニーズ」「5　病気・病者・家族の様相」の五つの視点から考えていく．

1 家族の病気のとらえ方・理解

1 家族の病気のとらえ方・理解を把握する視点

家族は家族員の健康の保持増進や回復に大きな役割を担っているが，その取り組みは家族が家族員の健康状態や病気をどのようにとらえているかによって違ってくる．そのため，家族員の病気に対する家族のとらえ方や理解を把握することが重要である．

まずは，家族員の健康状態や病気の状態を客観的に把握する．(1)現在の状態，(2)現在までの経過，病気の場合には(3)行っている治療と効果，(4)予測される予後，(5)必要な療養行動などを，家族からだけではなく，診療や面談の記録や医療者から情報収集する．そして，現在の健康－病気の状態が，①健康問題が顕在化していない段階，②症状が出現している段階，③医療を受診し診断を受ける段階，④治療段階，⑤リハビリテーション段階，⑥慢性化に向かう段階，⑦死と再構成の段階のどのあたりにあるかを大きくとらえる．

経過の把握にあたっては家族からの聞き取りが重要であるが，病気の状態や治療，必要な療養行動の把握，予後の予測にあたっては専門的知識の活用が重要となる．これらを把握することで，家族が直面している問題や優先的に取り組まなければならないことがみえてくる．

その上で，家族が家族員の健康状態や病気の状態をどのようにとらえているかを把握する．その視点としては，(1)現在の状態，(2)病気の原因，(3)予後や経過，(4)治療法，(5)療養行動などが挙げられる(表2.1-1)．ここで重要なことは，家族がこれらについて医療者からどのように説明を受けているかではなく，医療者からの説明や自ら収集した情報を踏まえて家族自身がどのように解釈し，理解しているかを把握することである．家族は医療者からの説明をそのまま理解しているとは限らず，自分たちのもつ知識や過去の経験，価値観などと照らし合わせて独自の解釈や意味付けを行い，その家族なりの理解をする．したがって，記録から情報収集するのではなく，家族に問い掛け，家族の語りを引き出しながら把握していく必要がある．そして，客観的に把握した健康状態

表2.1-1●家族の病気のとらえ方・理解を把握するための問い

(1) 家族は現在の状態をどのようにとらえているのだろうか？
(2) 家族は病気の原因をどのようにとらえているのだろうか？
(3) 家族は予後や今後の経過をどのようにとらえているのだろうか？
(4) 家族は病気がよくなる方法として，治療法をどのようにとらえているのだろうか？
(5) 家族は病気がよくなるために，どのような療養行動が必要だととらえているのだろうか？

中野綾美．"家族の病いに対する構え"．家族エンパワーメントをもたらす看護実践．野嶋佐由美監修．中野綾美編．へるす出版，2005，p.19-21より作成．

や病気の状態と，家族の認識が合致しているか，家族内での認識は一致しているか，ずれがみられる場合，どのような点がどの程度ずれているのかを把握する．特に病気に関する認識では，医療者からどの家族員に説明がなされ，それが家族内のどの範囲で，どのように共有されているかも重要である．

1）家族は現在の状態をどのようにとらえているか

　健康か病気かは観察者の主観によって判断される[1]．家族員の健康状態はさまざまであるが，何らかの健康問題を抱えていても病気が明確に診断されていない場合，家族は病気だと認識していないこともある．例えば，病気の症状が軽微な場合や普段から体調に関心を払っていない場合は，本人も共に暮らす家族も異変に気付きにくいだろう．また，何らかの異変を感じても，元来健康な家族員であれば「少し疲れているのだろう」「気のせいに違いない」ととらえ重要視しなかったり，過去に同様の症状に出合った経験があれば「この前はすぐに治ったからきっと大丈夫だ」とよい方向に解釈したりすることもある．このように家族が現状を病気だと認識していない場合，病気の家族員が医療につながり診断を受けるまでに時間がかかったり，診断を受けた際に家族が大きな衝撃を受けたりする可能性がある．

　では，家族員の病気が明確になっている場合はどうだろう．医師から説明を受けた家族は，ショックや緊張から説明内容が頭に入らなかったり，内容が難しくて理解できなかったりすることがある．また，その病気に対してもっているイメージや，身近に同じ病気の人がいるか，過去にいたか，その経過はどうだったかなどにより，病気や現状をどの程度深刻にとらえるかが違ってくる．「厳しい状態」と説明された場合も，それを「手の施しようのない状態」ととらえたり，「治療が難しく容易には改善しない状態」ととらえたりするなど，厳しさの認識には幅があり一様ではない．さらに，現状に至るまでの病気の経過によってもとらえ方は変わる．これまでの状態と比較して，「これまでにないほど悪い状態」などの評定を伴うとらえ方となることもある．

2）家族は病気の原因をどのようにとらえているか

　病気の原因に関して家族員がどのような信条をもっているかは，さまざまな癒やしや医学的治療を受け入れる姿勢に大きな影響を与える[2]．病気の原因についての家族のとらえは，医療者が医学

的知識としてもつ病気の原因にとどまらない多彩なものである．例えば家族は，医療者の説明や自らがもつ知識をもとに，「高血圧が続いていたから」「風邪をひいたことが悪化の引き金になったのだろう」などと病気を引き起こした要因を特定しようとしたり，病気の家族員の生活状況を振り返り，「仕事が忙しく無理が続いていたからではないか」「アルコールの飲みすぎだろう」などと原因となりそうなことを探そうとしたりする．この「家族なりの原因探し」によって，家族は現状に至った理由を自分たちなりに理解し，受け入れることができるようになる．

しかし，病気の原因が不明確な場合や，現状が家族の予想外の状態である場合，家族はさまざまな事柄と病気を関連付け，家族なりに納得できる原因をつくり出そうとする．家族員によっては，「自分があのとき注意しなかったからこんなことになった」と自罰的にとらえたり，「好き放題してきた報いだ」と病気の当人を責めたりもする．そこには病気の家族員との関係性や家族内での位置付けなどの病気以外の要因も影響するため，思わぬことが原因として認識されることもある．

また，その状態は病気になった家族員自身の問題だと家族が決めつけている場合，病気の家族員，健康な家族員，そのほかの家族員の間で根本的な対立が生じる[1]．

3）家族は予後や今後の経過をどのようにとらえているか

家族は医療者の説明や集めた知識をもとに，病気の予後や今後の成り行きについて理解しようとする．その見通しが家族の納得できるものであったり，明るい先行きであったりする場合，家族の認識は現実に即したものとなりやすい．しかし，家族の見通しと医療者の見通しが大きくずれることもある．家族は病気の家族員の回復や安寧，存命を願っている．また，いかに厳しい病状であっても希望をもち続けている．だからこそ，医療者の言葉が家族の願望を反映した解釈となって理解されたり，病気の家族員の状態によい兆しを見いだそうとしたりして，現実的な認識が難しくなることがある．また，状況によっては，医療者が先の見通しを明確に示さなかったり，曖昧な言葉で説明したりすることもある．そのような場合，家族は先が見えない不確かな状況の中に置かれることになる．

予後や今後の経過についての家族のとらえは，家族がどの程度先までを見ているかによっても違ってくる．そして，そのとらえは心理面に影響を与え，情緒的反応に反映される．

4）家族は治療法をどのようにとらえているか

家族は病気の家族員がよりよい治療を受けられることを願っており，医療者を信じて治療を託すこともあれば，家族なりに情報を集め，よりよい治療法がないかと模索することもある．病気の家族員の病状の回復や維持を願う家族にとって，治療法はよりどころであり，その効果に期待をもっているだろう．特に家族が病状を深刻にとらえていればいるほど，その期待は大きい．一方で，治療には少なからずリスクも伴う．家族が受けている，あるいは受けようとする治療について，その必要性，期待される効果，副作用などのリスクを正しく認識しておくことが重要である．

また，長期に病気と付き合い，治療を続けている場合，治療を受けているという自覚や，治療効

果に対する認識が薄れてしまうこともある．例えば，内服治療によって症状の出現や病状の悪化が抑えられている場合，病状としては変化がないため「効果が表れている」とは認識されにくく，治療の中断につながることもある．

5）家族はどのような療養行動が必要だととらえているか

　家族が病気の家族員の病状の回復や維持のために必要な療養行動をどのようにとらえているかは，医療者からの説明内容や療養の経過によって違ってくる．家族は医療者からの説明や指導をもとに療養行動を行うが，在宅療養においては家族生活の中に療養行動を溶け込ませながら実施していくことになる．そのため，療養行動に家族なりのアレンジが加えられる．また，療養経験を通して得られた知恵から，新たな療養行動がつくり出されることもある．場合によっては，それが非効果的なものとなってしまっていることもあるだろう．

　また，家族が必要な療養行動をどのようにとらえるかは，病気の家族員の療養に対する家族自身の責任の自覚によっても異なり，療養にどの程度主体的に参画していくかが違ってくる．

2　家族の病気のとらえ方・理解の実際

　家族の病気のとらえ方・理解について，事例をもとに考えてみよう．

1）Aさん家族の紹介

　Aさんは70代の女性で，狭心症に対する冠動脈バイパス術のため入院した．糖尿病とうつ病の既往があるが，内服治療により状態は安定していた．術後は呼吸・循環動態とも安定しているが，リハビリテーションに対する意欲は低い．車椅子に15分座るだけで，バイタルサインに著しい変化はないものの「気分が悪くなってきた」「もう疲れたから寝たい」とたびたび訴え，リハビリが進まず筋力が低下してきている．

　家族は70代の夫との二人暮らしである．夫は連日面会に来てAさんの身の回りの世話を積極的に行い，Aさんも夫を頼りにしている．夫はAさんに頼られることで「自分がいないといけない」と感じ，介護にやりがいを見いだしているようで生き生きとしている．看護師が夫婦にリハビリの必要性を説明したが，日常生活は変わらず，リハビリ時も夫は見守っているだけである．夫からは術後の状態への質問はなく，うつ病の再燃を危惧する発言があった．

2）Aさん家族の病気のとらえ方・理解

　まず，Aさんの病状を客観的に把握してみよう．Aさんは冠動脈バイパス術後の**リハビリテーション段階**にある．心臓の回復に大きな問題はないが，意欲が低下しリハビリが進んでおらず，筋力低下が生じており，このままでは廃用症候群（生活不活発病）に陥る可能性もある．

　では，家族自身の病気のとらえ方・理解はどうだろうか．Aさんも夫も，手術の内容や術後の経過，リハビリの必要性について説明を受けているが，リハビリに積極的に取り組むという医療者が期待する療養行動をとらず，むしろ逆行する行動をとっている．夫婦の様子から，**必要な療養行動**

は心身に負担をかけないようにすることだととらえているようである. また, リハビリなどの**治療法**に対しては, 医療者が行うものであるととらえ, 家族も参画し日常的に取り組むものであるとは考えていない.

これらの背景にある**現在の状態**に対するとらえとしては, 15分座るだけで具合が悪くなる不安定な状態, 体力が低下し援助が必要な状態と認識していることが考えられる. そして, その**原因**として心臓手術による身体的ダメージという認識をもち, 具合が悪いのだから無理をしてはいけないととらえていると考えられる. また, 夫はAさんのうつ病が再燃する可能性も考えている. 夫はうつ病の症状が顕著だった頃を思い出し, 同じようになるのではないかと**今後の経過**を予測し, その経験を踏まえて, **必要な療養行動**として今は保護的に関わらなければならないと思っているのかもしれない.

術後の状態としての**予後**や**今後の経過**へのとらえは明確ではないが, このままリハビリが進まないと生活復帰が困難になることや合併症が出現する可能性についての認識は乏しいと考えられる. **現在の状態**として筋力低下に気付いているかについては, 情報収集が必要である.

このように家族の病気のとらえ方・理解は, 発言だけではなく, 行動から読み取ることができる. また, さまざまなとらえが影響し合い, 行動に結び付いていることがわかる.

2　家族の苦悩, 情緒的反応

1　家族の苦悩, 情緒的反応を把握する視点

1) 家族の苦悩, 情緒的反応を理解することの重要性

トラベルビー (Travelbee, J.) は, 看護師の独自の機能として「病気や苦悩を予防したり, あるいはそれに立ち向かったりするために個人, 家族, 地域社会を援助すること」と述べ, 患者, 家族の「苦悩」の体験を理解することの重要性を示している. そして病気に対する反応として, 「どうして私に」といった当惑や非難, 抑うつ, 切望, 自己憐憫, 受容といった反応があり, これらは個人的であり, 独自の体験であると述べている. さらにトラベルビーは, その人が自分の健康状態をどのように認識しているかといった, その人自身の病気体験としての病気のとらえや病気による苦悩を理解し, 援助していくことの重要性を述べている[3].

病気をもつ家族員とともに生活する家族も同様で, 家族員の誰かが突然病気になったり, 事故や災害に遭ったりすることによって, 家族は多くの困難に直面し, さまざまな感情を抱く. 突然の衝撃的な体験や急激な生活の変化を伴う出来事は, 家族に情緒的混乱をもたらすと同時に, 精神的, 身体的, 社会的苦悩を経験することが予測される. 看護者には, そうした家族が抱くさまざまな苦悩や情緒的反応を理解し, 否定的な感情をありのままに受け止め, 共感的に理解して関わっていくことが求められる.

2）家族の情緒的反応の把握

　先行研究[4]において，生活の再構築に取り組む認知症高齢者と共に生活する家族の情緒的反応として，認知症という病気や介護を受け入れることができず，将来の不安や不確かさ，戸惑い，思い描く生活設計が崩される思いを抱いていた家族があった．さらに，症状改善への気持ちが強く介護に必死になるあまり社会から孤立し，病者やほかの家族員との関係が悪化し，介護がうまくできないことへの自責感や抑うつを募らせていた．こうした状況が逆に病者の症状悪化につながり，家族は周りに迷惑をかけているのではないか，といった気遣いや申し訳なさの感情を抱き，ますます孤立感を強めるようになり，日常生活への支障も生じていた．

　病者を抱える家族は，家族自身も危機的状況にあり，さまざまな情緒的反応を示し，精神的，身体的苦悩を体験している（図 2.2-1）．

　「**否認・逃避**」は，突然家族員の病気を知らされたとき，家族は信じられず，「病気や治療のことを説明しようとしても耳を傾けない」「説明を受けても，そんなはずはないと言って治療に協力しない，どうしたらよいかを考えようともしない」などの反応として表れる．家族の立場からすれば，これは不安から逃れるための行動でもあり，現実検討を迫られれば迫られるほど否認は強くなるととらえることができる．

　「**迷い・戸惑い**」は，病気や，介護をしなくてはならなくなった現状に対して動揺している家族の姿としてとらえることができる．何度も同じことを質問したり，どうしてよいかわからないと困り事を言ったりする，などの反応がみられることがある．家族は，病気のことや介護が必要であることを認めながらも，現実のこととして実感していくことが難しく，困惑や迷いの表出がみられると理解できる．家族に対して早急に理解を求めるのではなく，ゆっくりと家族のペースで家族の迷

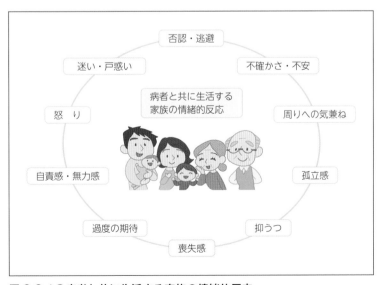

図 2.2-1●病者と共に生活する家族の情緒的反応

いを受け止めていくことが必要である。

「怒り」は，「どうして私たちだけがこんな思いをしなければならないのか」などのやり場のない思いを，怒りとしてしか表すことのできない家族の苦しみとして受け止めることができる。時には，家族の怒りが病者や医療者に向けられ，困惑することもある。家族の激しい怒りの感情に触れたとき，まず，家族の苦しみ，思いに目を向け，受けとめることが重要である。

「自責感・無力感」は，「症状が悪化したのは私のせい……」「もっと早く気付いていれば……」などの罪悪感を伴う感情である。「頑張って」という何気ない励ましのつもりの言葉掛けであっても，逆に「何もできていない」「役割を果たせていない」などという自責感を募らせ，自らの無力感を実感することもある。何気ない言葉がきっかけで，家族が自責感，無力感を抱く可能性があることを認識しておくことが必要である。

「過度の期待」は，「元の状態に戻るはず」「このくらいはできるはず」などのように，非現実的で過度な期待を病者に対し抱くことである。こうした思いが介護場面での病者への過剰な叱咤激励になったり，介護に必死になりすぎたりする行動に現れ，病者との距離がうまく取れず関係の悪化につながることもある。その背景には，希望を見いだすことができない，将来を背負いきれないなどの，家族の言葉では言い表せない苦しみが存在する。家族の苦しみを理解し，家族が困難な現実の中に小さくても希望を見いだし，現実を見つめ，前に進んでいけるよう，見守り支えていくことが必要である。

「喪失感」は，家族の将来を失ってしまう，自分の時間や睡眠が削られる，生活設計や社会的地位を失うなどの家族の生活の喪失，また病前と変わってしまった病者のその人らしさの喪失など，さまざまな喪失体験である。こうした感情は簡単に表現できるものではなく，家族の感情に寄り添いながら，感情の表出や整理を手助けしていくことが大切である。

「抑うつ」として，「気持ちが沈む，気が重い」「何もする気がしない」などの反応がみられ，何も手に付かない状況に陥ることがある。こうした感情は，「自分は何もできない」といった自責感や無力感につながることもある。過度な励ましは家族の自責感や無力感を高めることにもなるため，まずは家族の思いを傾聴し，共感的姿勢をもって関わることが必要である。

「孤立感」は，「頼る人はいない」「こんな気持ちは私たちだけ」「誰にもわからない」というような反応として表れる。また介護中心の生活になり，周りとの関わりが希薄化したり，家族内でもほかの家族員にはこの苦しみはわからないと介護者が孤立感を抱いたりすることも多い。できるだけ地域とのつながりを保てるよう，また家族内の関係性を調整する支援も必要になる。

「周りへの気兼ね」は，例えば，認知症の病者とともに生活する家族であれば，他人に迷惑をかけるのではないかといった感情を抱くことが多い。そうした思いからますます地域からも孤立化してしまう場合もあるため，家族の周りへ抱く感情に気付き，支えていくことが重要である。

「不確かさ・不安」は，「これから先どうなっていくのかわからない」「こうした状態がいつまで

続くのか」など，終わりの見えない長期の介護や，徐々に進行する病者の病気による身体の衰え，病者の知性の衰退を目の前にしての苦悩としてとらえることができる．家族なりの見通しがもてるように，スモールステップで家族と共に歩む姿勢も必要だろう．

　家族は，このようなさまざまな苦悩を抱きながらも，病気体験を通して，家族なりの意味付けをしたり，家族としての自信を取り戻したりすることもある[5]．トラベルビーは苦悩の中に希望を見いだす支援の重要性を論じている[3]．試行錯誤する家族の苦悩，情緒的反応を理解するとともに，苦悩の病気体験の中にも，家族なりの病気体験への意味付けや，希望の光を見いだすことができるよう支援していくことが求められる．

2　家族の苦悩，情緒的反応の実際

　家族の苦悩，情緒的反応について，事例をもとに考えてみよう．

1）Bさん家族の紹介

　患者Bさんは50代の男性で，専業主婦の妻と20代の次女との三人暮らしである．1年半前に食道癌と診断され手術と放射線治療を受けたが，10カ月前に肺転移が発見された．化学療法で肺の腫瘍は縮小したが，徐々に再増大し，1カ月前には肺炎を起こして入院となり，これ以上の積極的治療は不可能だと判断された．Bさんと妻には予後月単位であるという説明がされた．妻は静かに涙を流し，Bさんはセカンドオピニオンを希望した．

　妻は毎日面会に来てBさんの身の回りの世話を行い，病状が悪化しないように体調に気を配り，いろいろと注意を促している．しかしBさんは，「うるさい，何度も言わなくてもわかっている」などと怒り出すため，どう対応したらよいかわからなくなっている．近くに住むBさんの母親が一度面会に来たが，厳しい病状を知って「残された私はどうなるのか」と涙を浮かべながら言い，それを目の当たりにしたBさんは，「こんな状況なのに，みんな自分のことばかりだ．気が休まらない」と漏らしていた．Bさんは，一日も早く退院して他県に住む長女と孫に会いに行きたいと言っている．同居している次女は病院で姿を見かけたことがない．

2）Bさん家族の苦悩，情緒的反応

　Bさんは50代というまだまだ働き盛りの年代でありながら，病気が発覚してから1年半という短期間で入退院を繰り返し，治療が不可能な状態にまで進行している．家族の将来設計は大きく崩れ，予想外の状況や深刻な病状に直面していることで，家族全体の**動揺**は大きく，それぞれが多様な情緒的反応を示している．

　Bさんは現実を受け入れられず，やり場のない思いを妻への**怒り**として表出している．胸の内では，死に向かっていくことへの**不安**，家長としての役割を十分に果たせなくなったことや家族に迷惑をかけていることで**周りへの申し訳なさ**を抱いていると考えられるが，それを素直に表出できずにいる．また，自分の気持ちは誰にも理解してもらえないと**孤立感**を抱き，半ば**投げやり**になって

いる．それでも，セカンドオピニオンを受けたい，長女と孫に会いに行きたいと言うなど，**希望**をもち続けようとしている．

一方，妻は厳しい病状宣告に衝撃を受けながらも，何とか病気の進行を少しでも食い止めようと必死にBさんに働きかけている．その裏には，妻としてBさんの病気や悪化に気付けなかったことへの**自責感**があると考えられる．しかし，Bさんからは怒りをぶつけられ，できることが見いだせず**無力感**や**迷い**にさいなまれている．また，Bさんの母親の「残された私はどうなるのか」という言葉からは，自分より先に息子が逝くという現実を受け入れられない母親の**怒り**にも似たやり切れない思いが読み取れる．

このように家族員はそれぞれに苦悩を抱え，さまざまな情緒的反応を示しているが，本心がうまく伝わらず，むしろ言動がもたらす表面的なメッセージのみが伝わることによって誤解を生み，互いの気持ちがすれ違うことで更なる苦悩が生じている．

3 家族の生活への影響，療養のマネジメント

1 家族の生活への影響，療養のマネジメントを把握する視点

家族員が病気になることで，家族の生活はさまざまな影響を受ける．例えば，在宅療養を行うことによって家族が受ける影響として，病気管理や介護に伴う身体的・精神的負担，日常生活の乱れなど生活上の困難が生じる．また，人との交流の狭小化や家族関係の不和，否定的感情の出現などの対人関係上の困難や経済負担といったマイナスの影響が考えられる．一方，病気体験を通して，家族としての成長や関係性の深まり，存在価値の再認識や地域の人々とのつながりの強化など，プラスの影響もみられる．

そのような病気から生じる影響を，病者とその家族は，家族の日常生活に組み込み，家族にとって普通のライフスタイルを達成しようとする．長戸[6]は，その営みをマネジメントとしてとらえ，家族のマネジメントを進めていくために必要な力を家族マネジメント力として示している（図2.3-1）．そして，家族マネジメント力を「病気から派生するさまざまな影響を緩和し，それらを日常生活に統合して家族にとって普通のライフスタイルを達成するために，家族の内部・外部に対して個々の家族員あるいは家族全体で認知的・行動的な取り組みを行っていく力」と定義している．

また，病みの軌跡理論においてコービン（Corbin）とストラウス（Strauss）は，慢性病者と家族がたどる病みの軌跡の「軌跡の管理」について論じている．そこでは，慢性病者と家族は，病気の仕事（療養法，危機の予防と管理，症状の管理など），生活史的仕事（病を生活史に文脈化する，限界のある身体や活動に折り合いをつける，アイデンティティを再構成する，生活史に新たな方向性をもつなど，認知的・情緒的仕事），日常生活活動の仕事（家庭生活を維持するための課題）を行い，自らの病みの軌跡を管理し，方向付けを行っているとしている[7]．

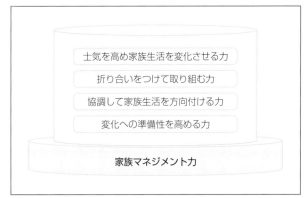

図2.3-1●家族マネジメント力[6]

家族は病気体験の中でさまざまな影響を受けながらも，家族は家族としての統合性や問題解決能力などの家族の力を活用し，病気の管理，家族の日常生活のマネジメントを行っている．病気に伴う家族の生活への影響を把握し，家族はどのような家族マネジメント力を駆使し療養のマネジメントを行っているのかをとらえていくことが重要である．

2 家族の生活への影響，療養のマネジメントの実際

家族の生活への影響，療養のマネジメントについて，事例をもとに考えてみよう．

1）Cちゃん家族の紹介

Cちゃんは5歳の女の子で，両親，7歳の兄，祖父母との6人暮らしである．Cちゃんは新生児仮死状態で生まれ，脳性麻痺が残っている．日常生活動作（activities of daily living：ADL）は全介助状態で，経管栄養と吸引を行っており，訪問看護を週3回利用している．生後2年ほどはたびたび呼吸器感染症を起こし入退院を繰り返していたが，現在はほとんど入院せずに自宅で過ごすことができている．

2）Cちゃん家族の生活への影響，療養のマネジメント

Cちゃんの健康問題による**家族生活への影響**について考えてみる．Cちゃんは日常生活のほとんどの部分で介助が必要であり，家族は経管栄養や吸引の手技を身に付けなければならなかった．Cちゃん家族はもともと，両親と子どもたちだけの核家族だった．Cちゃんは24時間目が離せず，2歳違いの兄の世話もあったため，臨床検査技師として月数回の当直勤務がある職場で働いていた父親が，Cちゃんの退院を機に自宅近くの日勤のみの職場に変わった．しかし，それにより収入が減ったことや予想以上に母親の負担が大きかったこともあり，郊外の父方祖父母の家に同居することになった．父親は車で片道30〜40分かけて職場に通っている．

このように，Cちゃんの療養に伴い，家族には**生活パターンの変化，睡眠不足や疲労の蓄積，職場の変更，収入の減少，家族形態と居住地の変化**などの影響が生じた．また，三世代の新たな家族

生活が始まったことで，**家族関係のストレス，近所の人との親交の途絶**なども生じたであろう．

　では，そのような状況にありながら，家族はどのように**療養のマネジメント**を行っているのだろうか．家族はＣちゃんとの生活が始まる前から，「変化への準備性を高める力」を発揮して，家族への影響を予測しながら，柔軟に家族生活を変化させて対応してきた．現在は，Ｃちゃんと兄の世話は主に母親が，家事は祖母が担っているが，Ｃちゃんの吸引は祖父母も手技を身に付け対応できるようになっており，「士気を高め家族生活を変化させる力」や「協調して家族生活を方向付ける力」を発揮して，家族が課題や目標を共有しながら，力を合わせて取り組んできたことがわかる．

　Ｃちゃんは何度も呼吸器感染症で入院したことから，現在は訪問看護で身体管理を行ってもらっているが，家族も痰の貯留予防を行い，また体調悪化の徴候に気付いて早めに往診を依頼できるようになり，ここ２年ほどは入院していない．家族が「危険を予測し，悪化を回避する力」を発揮し予防的な対応を行っている成果であろう．

　Ｃちゃんの入浴は，訪問看護の際に看護師と母親が協力して行っている．また，訪問看護師や父親の職場の理学療法士の助言を受け，家族で関節拘縮予防や起座訓練などのリハビリテーションも行っている．姿勢保持に使用している枕は，手芸が趣味である祖母の手作りである．周囲の資源や家族のもつ強みを生かして，療養を工夫するなど「家族自身で創造していく力」も有している．

　家の中ではダイニングキッチンから続くリビングにＣちゃんのベッドを置いて，家族が日常的にＣちゃんの様子をみたり，声を掛けたりできる環境をつくっている．家族の会話にＣちゃんが耳を傾け，笑顔を見せることもあり，Ｃちゃんは家族の人気者である．このように，家族はそれぞれの**強みを生かし**ながら**協力し合い**，家族生活に療養を溶け込ませながらＣちゃんとの生活を送り，**家族のマネジメント力を発展**させている．

4 　家族のニーズ

1 　家族のニーズを把握する視点

　家族の一員が病気をもつことによって，家族は病気や，病気をもつ家族員とともに生活していくためにさまざまなニーズを抱くようになる．家族のニーズは，家族員の病気や病状，病気の経過など，家族が直面する状況や抱える問題の質や量，病気のとらえによっても異なってくる．また，家族の発達段階によっても異なる．ニーズは主観的なものであり，主体的な存在である家族のニーズを把握する際，家族のこれまでのありようや関係性など，家族固有の歴史を踏まえておくことが重要である．そして，家族がどのような生き方をしてきたのか，今後どのような生き方を望んでいるのかといった独自のニーズをとらえていくことが求められる．

　例えば，一般的に表2.4-1に示したようなニーズが家族においてみられると考えられる．家族に関わる際は，家族の個別性を見極めながら，柔軟に家族の抱えるニーズをとらえていくことが必

表 2.4-1 ●病者を抱えた家族の一般的なニーズ

1. 患者の役に立ちたいというニーズ
2. 現状についての情報に対するニーズ
3. 対応策についての情報に対するニーズ
4. 希望に対するニーズ
5. 気遣われるニーズ
6. 肯定的なフィードバックのニーズ
7. 入院中の家族の居場所のニーズ
8. 身体的ケアに関わるニーズ／参加するニーズ
9. 感情を表出したいというニーズ
10. 経済的ニーズ

中野綾美. "家族のニーズ". 家族エンパワーメントをもたらす看護実践. 野嶋佐由美監
修. 中野綾美編. へるす出版, 2005, p.29.

要である. 自らのニーズを表出することをためらう家族や, 怒りとして表出する家族もいる. 表出の仕方は多様であるが, さまざまなニーズをもつ独自の存在として家族のニーズを予測しながら, 感性をもってつかんでいくことが必要である.

　上述したような家族のニーズを念頭に置きながら, 多角的な視点をもって家族のニーズを把握していくことが重要である(図 2.4-1).

1) 個人－二者関係－家族システム－地域のダイナミズムの中でのニーズの把握

　家族を家族員, 二者関係, 家族システム, 地域システムの中の家族という四つのレベルからとら

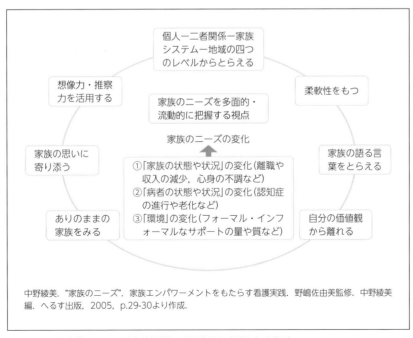

中野綾美. "家族のニーズ". 家族エンパワーメントをもたらす看護実践. 野嶋佐由美監修. 中野綾美
編. へるす出版, 2005, p.29-30より作成.

図 2.4-1 ●家族のニーズを多面的・流動的に把握する視点

え，おのおのの視点に立ってニーズを把握していく．病気に付随して生じるニーズを，家族員個人の視点から，同時に二者関係や家族全体にも思いをはせながら把握していくことが重要である．さらに家族を外部との関係性を踏まえてとらえる視点をもち，地域システムの中での家族のニーズも理解していく必要がある．家族の中でも個々の家族員のニーズは異なる．個人と家族の相互作用を考慮しながら，家族システム全体をとらえる視点をもち続け，個々の家族員および二者関係，家族全体のニーズを探り，何らかの健康課題をもつことによって変化した「今」の家族の一番のニーズをつかんでいくようにする．

　例えば，認知症の人と共に生活する家族においては，症状に対する家族員間の認識のずれによる関係性の不調和や，世間体への気掛かりによる地域社会とのつながりへの抵抗が生まれやすい[5]．認知症という病気や症状の特性ゆえに，個々の状況のとらえや家族員間の関係性，地域の中での個人や家族のありようは異なり，家族のニーズも異なる．病者個人をとらえながらも，夫婦や親子など二者関係にも目を向ける．さらに家族全体をとらえ，地域社会の中での個人，家族のありようをつかんで，ニーズを把握していくこと，すなわち個人−家族−地域のダイナミズムの中で家族のニーズを描き，複眼的視点をもって家族のニーズをとらえていくことが必要である[8]．

2）想像力，推察力を生かし，柔軟性をもったニーズの把握

　家族と接する限られた時間の中で，看護者は想像力や推察力を働かせながら，生き生きと目の前の家族のニーズを描き出し，語られる言葉の背景にあるニーズを引き出す関わりを行っていかなければならない．

　日本では，自らの思いを互いに察することによって相手の気持ちを理解するという察する文化が根強く残っている．家族は，さまざまなニーズを抱きながらも，自らの思いやニーズを言葉にすることをためらい，自らのニーズを言葉にしない，言葉にできないことが多い．そうした日本人の文化的背景を踏まえながら，家族の態度や表情，口調などの非言語的な変化を感知し，五感を使って家族のニーズをくみ取っていくことが求められる．

3）家族の価値観に沿い，柔軟性をもったニーズの把握

　家族の価値観や習慣には個別性があり，思いも違う．家族に関心を寄せ，長年の歴史の中で培(つちか)ってきたものの見方や感情，行動様式，判断基準など独自の価値観を尊重することがニーズを把握する上でも重要である．そのためには，看護者として自らの価値観から離れ，ありのままの家族をみながら追体験し，家族のニーズをとらえていくことが必要となる．

　また，時間の経過の中で，家族自身のニーズも変化してくる．自らとらえたそのとき，その場の家族の求めるニーズを，柔軟にとらえ直し，刻々と変化する家族のニーズの優先度を見極めながら，ニーズに沿っていく姿勢が求められる．

家族のニーズについて，事例をもとに考えてみよう．

1）Dさん家族の紹介

　30代後半のDさんは，妻と2人の子ども（5歳，5カ月）との4人暮らしである．Dさんはバイクで通勤中，車と衝突して頭部を強打し救急搬送された．搬送中に昏睡状態となり，脳挫傷と多発骨折で5時間に及ぶ手術の末，集中治療室に入室となった．医師から妻へは，「脳挫傷がひどく，脳がかなり腫れている．ここ数日が山だろう」と説明された．妻が面会すると，Dさんはたくさんの管につながれ，さまざまな機器に囲まれていた．顔は腫れ上がり，反応は全くない状態であった．すぐにDさんの両親も駆けつけ，その日から妻と両親が交代で病院に泊まる日々が続いた．妻は子どもたちを自分の両親に預けて，毎日病院に通った．5日後，主治医から「命の危機は脱した」と言われたが，Dさんの意識は戻らなかった．

　妻は連日Dさんの手足をマッサージし，耳元で声を掛け続けた．2週間を過ぎたころからDさんは少しずつ意識が戻り，四肢を動かせるようになってきた．しかし，点滴やカテーテルを抜こうとする，ベッドから降りようとするといった行動がみられ，目が離せなくなった．主治医からは，「高次脳機能障害が残る可能性が高い」と説明された．その後，Dさんの意識は回復してきたが，5分前のことを覚えていない，同じことを何度も言う，急に機嫌が悪くなり怒り出すといったことがあり，妻は「主人も私たちの生活も，これからどうなるのでしょうか」と看護師に不安をもらした．

2）Dさん家族のニーズ

　まず，**入院当初の家族のニーズ**を考えてみよう．30代という若さのDさんの突然の交通事故，それに伴う生命危機は，家族にとって晴天のへきれきのような出来事である．受傷直後は妻も両親も祈るような思いで「とにかく命だけは助かってほしい」というニーズや，「現在の状態や治療の状況を知りたい」というニーズをもっていただろう．その後，生命危機を脱すると，「一日も早く意識が回復してほしい」「Dさんの役に立ちたい」というニーズをもったと考えられる．

　では，**意識が戻ってきてからの家族のニーズ**はどうだろうか．「Dさんの役に立ちたい」「早く元気になってほしい」というニーズはもち続けながらも，妻はDさんの高次脳機能障害の症状に直面し，Dさんの回復や今後の家族生活に不安を抱えるようになった．妻は「Dさんの回復の見通しを知りたい」というニーズや，幼い子ども2人と別人のようになったDさんを抱えての生活を思い描き，「今後の家族生活を支えるものがほしい」というニーズをもっていると考えられる．また，Dさんの両親は「早く元の姿に戻ってほしい」，妻の両親は「娘を助けたい」，子どもは「お父さんに早く会いたい」といったニーズをもっているのではないだろうか．

　このように家族のニーズは，病気の家族員の状態や家族の変化に伴い，変化していく．また，同じ時期でも家族員の立場などによってニーズは異なる．

病気・病者・家族の様相

1 病気・病者・家族の様相を把握する視点

　家族員が病気になると，家族機能や家族の関係性にさまざまな影響を及ぼす．家族生活において
も変更を余儀なくされることもある．そのような中で家族は，病気の家族員のためにさまざまな努
力をしたり，家族生活を安定させるための取り組みを行ったりしている．このような病気・病者・
家族の様相は四つの側面からとらえることができる[10]（表2.5-1）．

　「**家族が病者を支援する側面**」とは，家族が病気の家族員に対して，苦しみや不安を受け止め精
神的な支えとなったり，身の回りの世話をしたり，療養行動の遂行を支援するなど，さまざまなサ
ポートを提供している姿である．多くの家族は，病気の家族員のために，自分たちのもっている力
や資源を活用して支援しようと努力する．療養法を継続しながら長期の経過をたどる慢性疾患の場
合には，家族のサポートにより，病気の家族員の苦痛や不安を軽減し，生活の質に肯定的な影響を
もたらすことができると考えられる．

　「**病気や病者が家族に負担をもたらす側面**」とは，家族員が病気になったことにより，通常の日
常生活を過ごすことが困難になったり，家族関係に不調和が生じるなど，病気が1人の家族員のみ
ならず，家族全体に否定的な影響を与え，家族がさまざまな負担を抱えたり，苦悩したりしている
姿である．病気が家族に直接的に負担をもたらす場合もあれば，病気の家族員のために家族が支援
を行うことで大きな負担が生じる場合もある．

　「**家族が病気や病者に望ましくない影響を及ぼす側面**」とは，家族が家族員の病気の発症，再発，
経過に望ましくない影響をもたらしている姿である．例えば，家族と離れていると病状が安定する
が，家族と生活を始めると徐々に病状が増悪するというように，家族が病気に深く関与しているこ
となどが挙げられる．これには，家族がその影響を認識している場合もあれば，家族がよかれと思
って行っていることが知らず知らずのうちに望ましくない影響につながっている場合もある．

　「**病気や介護を通して，学び成長する側面**」とは，病気をもつ家族員とともに生活する家族が，
病気や介護に伴う体験の中に意味を見いだし，その体験を通して成長している姿である．病気の家
族員に対してヘルスケア機能を遂行することにより，より強い家族システムとなって成長していく

表2.5-1●病気・病者・家族の様相

(1)家族が病者を支援する側面
(2)病気や病者が家族に負担をもたらす側面
(3)家族が病気や病者に望ましくない影響を及ぼす側面
(4)病気や介護を通して，学び成長する側面

中野綾美. "病気・病者―家族の関係". 家族エンパワーメントをもたらす看護実践. 野嶋
佐由美監修. 中野綾美編. へるす出版, 2005, p.30-31 より作成.

と考えられている．また，病気の家族員を介護する中での学びは，介護者を含めた家族が介護の意味や価値をとらえ直し，家族全体の相互作用の理解や関係性の強化を図っていくことにつながる．

　病気・病者・家族の様相は病状の変化や時間の流れの中で刻々と変化する．看護者として家族の一側面だけをとらえるのではなく，多角的な視点から病気・病者・家族の様相を柔軟にとらえていくことが重要である．

2 病気・病者・家族の様相の実際

　これまでみてきた事例をもとに，病気・病者・家族の様相について考えてみよう．

1）Aさん家族の病気・病者・家族の様相

　術後のAさんを夫が懸命に支えており，「**家族が病者を支援する側面**」がみられる．夫はAさんの身の回りの世話をするだけでなく，うつ病の再燃を心配するなど，Aさんのために力を尽くしている．しかし，Aさんに頼られることにやりがいを見いだし，積極的に身の回りの世話をすることで，結果的にAさんの主体性を削ぎ，不活動性を助長することになっており，夫は意図していないが「**家族が病気や病者に望ましくない影響を及ぼす側面**」が生じている．一方で，今回の入院により夫婦の関係性は深まったと考えられ，「**病気や介護を通して，学び成長する側面**」も垣間見える

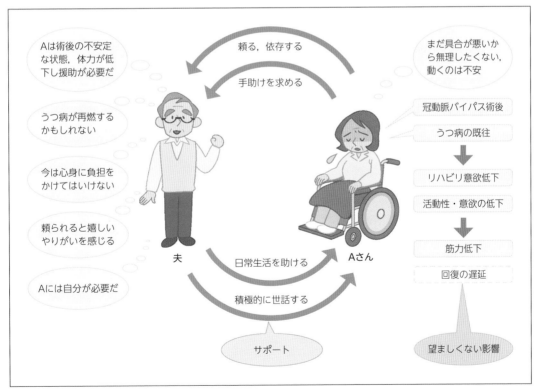

図 2.5-1●Aさん家族の病気・病者・家族の様相

（図2.5-1).

2) Bさん家族の病気・病者・家族の様相

　Bさんの1年半にわたる療養生活と現在の入院生活を妻が支え，Bさんのために力を尽くしていることから，「**家族が病者を支援する側面**」がみられる．しかし，妻以外の家族員の姿はほとんどみられず，家族全体がというより，妻一人が頑張っているように見受けられる．また，Bさんの病状の急激な悪化に家族全体が動揺し，否定的な感情が表面化していることで，Bさんとの相互作用に悪循環が生じており，「**家族が病気や病者に望ましくない影響を及ぼす側面**」がみられている．元来関係性の悪い家族ではないが，家族の強みが発揮できない状態になってしまっている（図2.5-2).

3) Cちゃん家族の病気・病者・家族の様相

　Cちゃん家族は，Cちゃんの療養のために家族全体が生活様式を変え，協力して取り組んできており，「**家族が病者を支援する側面**」がみられる．Cちゃんは全介助状態で，療養による家族生活への影響は多岐にわたるが，家族は療養を融合させた生活を5年近く送り，家族なりの生活や療養の形ができており，あまり負担とは感じていないと考えられる．また，Cちゃんを通して家族が協力し合うことで家族の情緒的きずなが強化されたこと，Cちゃんの身体状態を安定させるための観

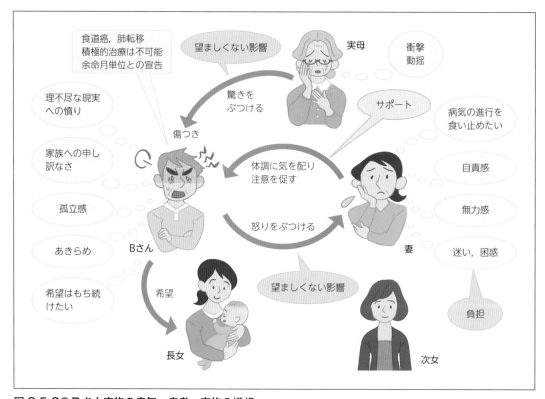

図2.5-2●Bさん家族の病気・病者・家族の様相

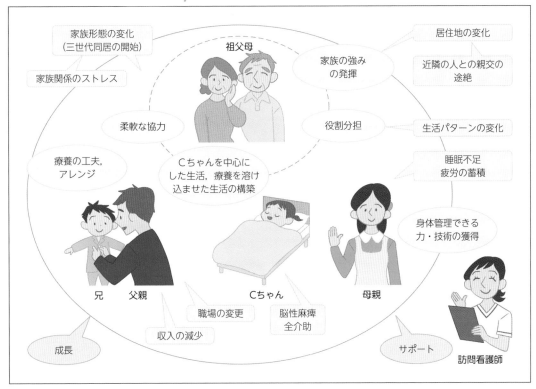

図 2.5-3●Cちゃん家族の病気・病者・家族の様相

察力や療育技術を身に付けられたこと，家族自身で療養のマネジメント力を発展させられていることなどから，「**病気や介護を通して，学び成長する側面**」が強くみられる（図2.5-3）.

4）Dさん家族の病気・病者・家族の様相

　Dさんの受傷に伴い，妻とDさんの両親が病院に付き添い直接的にDさんを支えるだけでなく，妻の両親や子どもたちもそれぞれの立場でできることを行い，拡大家族も含めた家族全体が協力してDさんの入院生活を支えており，「**家族が病者を支援する側面**」が強くみられる．しかし，家族全体がDさんにエネルギーを注ぐ生活が2週間以上続き，疲労が蓄積したり，我慢を強いられたりするなど，それぞれがストレスを抱えた状態である．また，Dさんの高次脳機能障害の症状が顕在化し今後の家族生活への不安が生じていることから，「**病気や病者が家族に負担をもたらす側面**」がみえ始めており，今後この側面はさらに大きくなっていくことが予測される（図2.5-4）.

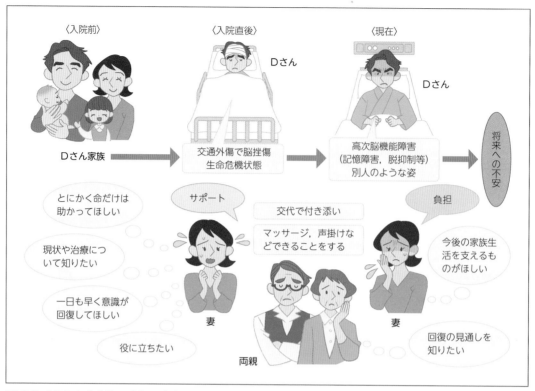

図2.5-4●Dさん家族の病気・病者・家族の様相

>> 引用・参考文献

1) ロレイン・M・ライトほか. "病に関するビリーフ". 病の苦悩を和らげる家族システム看護：イルネスビリーフモデル：患者と家族と医療職のために. 小林奈美訳・監訳. 松本和史訳. 日本看護協会出版会, 2011, p.66-73.
2) ロレイン・M・ライトほか. "病いの原因に関するビリーフ". ビリーフ：家族看護実践の新たなパラダイム. 杉下知子監訳. 日本看護協会出版会, 2002, p.165-166.
3) Joyce Travelbee. 人間対人間の看護. 長谷川浩ほか訳. 医学書院, 1974.
4) 池添志乃ほか. 生活の再構築に取り組む家族の介護キャリアの形成困難における悪循環. 家族看護学研究. 2009, 14(3), p.20-29.
5) 池添志乃. 認知症患者とともに生活する家族の「介護継続」を支えるケア：家族の介護キャリア形成に向けて. 家族看護. 2009, 7(1), p.32-38.
6) 長戸和子. 家族の力に着目した看護の視点：家族の力：家族マネジメント力. 家族看護. 2007, 5(1), p.24-29.
7) Pierre Woog. 慢性疾患の病みの軌跡：コービンとストラウスによる看護モデル. 黒江ゆり子ほか訳. 医学書院, 1995.
8) 池添志乃. 認知症の人とともに生活する家族を支える看護「パーソン・センタード・ケア」を基盤として. 家族看護. 2013, 11(1), p.10-19.
9) Clarke-Steffen, L. Reconstructing reality：Family strategies for managing childhood cancer. Journal of Pediatric Nursing. 1997, 12(5), p.278-287.
10) 野嶋佐由美監修. 中野綾美編. 家族エンパワーメントをもたらす看護実践. へるす出版, 2005.

3章

家族と援助関係を形成する

1 援助関係とは

1 家族との援助関係を形成する重要性

　病気や障害をもつ家族員を抱える家族は，病気や障害に立ち向かうことや生活の変化に対応することに協力し合い，工夫や努力を重ねている．しかし，療養生活の中で家族員同士が何でもオープンに意見を伝え合えているとは限らない．闘病や療養する家族員に対する気遣いや遠慮から，家族は自身の思いを飲み込み，平気なふりをしたり明るく振る舞ったりすることで無理をしている場合もある．あるいは，家族員の世話を続けることで生じる気遣いや心配，十分な世話ができないことで生じる自責感や無力感，仕事や家事への支障，疲労の蓄積，睡眠や休息の不足など，心理的にも身体的にも負担がかかり，病気をもつ家族員に対して優しく対応できなかったり，つらく当たってしまったりすることもある．このように病気や障害をもつ家族員と共に生きていく家族への看護は重要であり，その基盤となる家族との**援助関係**の形成が大切である．

　しかし，家族が自分たちも看護援助の対象であると認識しているとは限らない．家族は看護者のことを，患者や療養者の苦痛を和らげ安楽や安寧をもたらす援助を行う専門職者だと認知しているものの，家族に対する看護を行う専門職者だとは考えていないかもしれない．そのため，看護者が家族の援助者でもあると知ってもらうことが大切であるが，家族は自らが看護の対象になることを知れば必ず看護援助を受け入れるというわけでもない．必要な家族に必要な援助が届くためには，家族と看護者の間に互いを信頼できる関係性が成り立っていなければならない．そのためには，看護者は日ごろから意識的に家族に関心を寄せ，家族と関わる機会を逃さないよう心掛け，出会えた家族との接点を大事にして関係性を築く努力をする必要がある．

　では，このような家族への看護において，どのような援助関係を形成することが大切なのだろうか．家族とのパートナーシップの観点から考えてみよう．

2 家族との援助関係におけるパートナーシップとは

1）家族の医療への参加とパートナーシップ

　医学の進歩や慢性疾患をもちながら生活する人の増加，在宅医療の推進などにより，長期にわたって治療や療養生活を送ることにおいて，患者の主体的な医療への参加はもとより，患者の家族の医療への参加も重視されてきている．そのような中で，患者・家族・医療者が協働して治療に取り組むために，医療者が患者・家族と**パートナーシップ**による援助関係を築くことが重要である．

　家族とのパートナーシップとは，「看護者が家族を主体的な存在として認め，互いにパートナーとして認め合い，一緒に取り組んでいく関係」[1]である．つまり，家族も対等な立場で医療に参加するために必要な関係のありようを意味する．

家族の医療への参加については，家族が病者の身の回りの世話をすることであり，自宅での療養生活のみならず入院患者に付き添い食事や清潔などの世話を担うことであると認識されてきた歴史が長かった．そして，患者や家族が治療に関する判断や選択をするよりも，知識も経験もある専門職者のほうが適切な判断や選択・決定ができると考えられていた．1990年代初頭から医療への家族参加という概念が持ち込まれたものの，当初は病者を世話する資源として家族をとらえ，看護者は家族を資源として活用するための指導を行うに過ぎなかった[1]．その後次第に医療への家族参加の意味が変わり，家族を資源ととらえるのではなく，家族と看護者のパートナーシップのもとで，患者の日常生活のケアや治療行動を遂行することが家族参加であるととらえられるようになった[1]．

すなわち，医療における家族参加は，世話をするための存在とみなされ，専門職者が家族より優位で，家族に指示する一方向的な医療のあり方から，病者をめぐり医療者と家族が共に力を合わせるものへと変化した．このように医療におけるパートナーシップは医療者と患者・家族が縦の関係性から横の関係性へと変わることで，医療者の考え方，立ち位置を大きく転換させた．

2) 家族との援助関係におけるパートナーシップの特徴

家族とのパートナーシップには「二者以上の関係」「対等な関係」「積極的な参加による関係」「パートナーの専門性を尊重する関係」「柔軟さをもつ関係」という特徴がある．

二者以上の関係である

パートナーシップの関係では，その場に二者以上が存在する．患者と看護者のパートナーシップであれば，患者と看護者という**二者関係**であるが，家族は病気や障害をもつ家族員も含む複数の成員から構成されているため，一人ひとりの家族員と看護者との関係性でもあるし，家族全体と看護者との関係性でもある．例えば，4人家族と看護者との関係ということもあれば，患者の配偶者と看護者という二者関係ということもあり，家族員の数だけ関係性がある．つまり個（一人の家族員）と個（看護者）との関係性の場合と，家族のうちの複数名と個（看護者）との関係性，家族全員と個（看護者）との関係性というように，パートナーシップの関係性は複雑さをもつ．また，どの関係性から家族を見るかによっても，家族の見え方が異なってくるため，関係性は一層複雑になる．

家族の中の1人との関係性であろうが家族全員との関係性であろうが，関わる相手によって家族の見え方が異なろうが，常に家族全体を視野に置くことが，家族とのパートナーシップを築く上では大切である．

対等な関係である

パートナーシップでは家族との関係性は，対等な立場であることが前提である．対等とは「双方の間に優劣・高下のないこと．双方同等であること」[2]である．つまり，対等な関係性は，互いの理解に立って相手を尊重し信頼することで，同じ土俵の上で考えていくことで成り立つものといえる．専門職者だから知識が豊富で確かな判断や選択ができる，だから専門職者にすべて委（ゆだ）ねて頼ってほしいと考えていては，パートナーシップを結ぶことは困難である．対等な関係において家族か

らの信頼は重要であるが，家族から依存されることや，全面的に委ねられることが信頼を表していると短絡的に考えてしまってはうまくいかない．

　対等であるためには，専門職者として優位に立とうとしがちな看護者が，家族以上に対等というあり方，「互いに」と「共に」の関係になっているかを意識してみる必要があるだろう．看護師と家族の両者が「互い」の知識や技術，方法を生かし，「互いに」協力することがパートナーシップでは大切である．そして「共に」課題や問題を共有し，「共に」課題を乗り越え問題を解決することが重要であり，その過程では「共に」学び成長している[3,4]．このような「互いに」と「共に」を基本とするためには，家族に対して看護者の専門的価値を押し付けたり，看護者の価値観で判断し選択や実行を主導したりせず，家族の声に耳を傾け，家族が主体となることができているかに注意することが必要である．

　専門的知識や技術をもっている専門職として看護者主導で進めることは，従来のパターナリズムとなんら変わらず，パートナーシップとは異なる．家族の意向や意思を確認し，家族にとってよりよい選択，納得できる選択を家族が行えること，家族が主体となって家族の健康問題に家族のペースで取り組めること，それが可能となるように専門職者としての知識や技術を活用して「共に」歩む姿勢で支えるのがパートナーシップである．そのためにも，家族は看護者が何をする人かを理解し，看護者も家族を理解して，互いに信頼し尊重することで対等な関係性をつくることが重要である．

積極的な参加による関係である

　家族看護におけるパートナーシップの関係とは，病気や障害をもつ家族員を抱える家族のもつ課題を乗り越えるために，家族と看護者が共通の目的をもち，互いの力を合わせて進むことである．

　パートナーシップでは看護者と家族の双方の積極的な参加が求められる[4]が，パートナーシップの始まりにおいては，看護者の積極的な参加が必要になるだろう．ただし，その積極性は家族に不用意に近付くことではない．病気の家族員を抱えることでさまざまに負担を感じている家族を脅かさないよう十分な配慮をし，間合いをはかりながら看護者から家族に近付くことを意味する．また，家族は自立して存在しているため，家族の意思として参加できることも大切である．そのためには看護者が家族の声をよく聴き，家族を理解し，家族との信頼関係の形成に努めることが大切である．家族からの信頼を得られてこそ，家族の積極的な参加を促すことができる．

パートナーの専門性を尊重する関係である

　渡辺[5]は，「看護者も，患者・家族も，自らの役割と限界を認識し，自分がもち得ない相手の専門性や役割，能力に，心からの敬意を払うことができた時に，パートナーシップ確立の素地が生まれていくのではないだろうか」と述べている．つまり，家族は実際の状況を知る専門家であり，家族の健康に携わってきた専門家である．看護者にその自覚なくしては，パートナーシップの成立は難しいだろう．

そして専門職者である看護者は自らの専門性への自負や責任をもち，家族に専門性を理解してもらう必要がある．それと同時に，看護者は家族を尊重し家族に対する専門職者としての謙虚さをも持ち合わせる必要がある．ここでいう謙虚さは，専門性を前に出さず控えて，ただ家族の意見を受け入れ家族の決定に従うことだと誤解してはいけない．看護の専門的知識や技術を核としてもちながらも，単なる押し付けや一方的な指示に陥らないようにすること，家族に歩み寄り家族を理解し，家族の力を信じて，その力を引き出すように関わることである．このようにパートナーシップではパートナーの専門性を認め，尊重することが重要である．

柔軟さをもつ関係である

パートナーシップの援助関係は対等な関係性ではあるが，その力の配分は常に等配分というわけではない．パートナーシップにおける家族と看護者のそれぞれの力の発揮のしかたや力の配分は，固定されたものではなく，家族の状態や状況により変化する．例えば，病気の診断を受けたばかりの家族員を抱えた家族は，その病気や療養行動に対する知識をまだ十分には持ち合わせていないだろう．その段階では専門的知識をもつ看護者が家族よりもパートナーシップにおいて主導し，療養行動に必要な知識や資源の情報を提供する．そして家族が情報を吟味し，選択していく過程を支える．その後，家族が療養生活に慣れてくると，家族自身で取り組む力を発揮できるようになってくる．そうなると，家族の取り組みを支持し見守る看護が主になる．家族からの相談があれば助言するといった形になり，看護者からの積極的な介入は控えめとなって，力の配分も家族のほうが上回るだろう．

遊佐[6]は，家族療法の歴史をたどりながらパートナーシップのあり方を眺め，治療者の姿勢が「個人を治す」から「家族を治す」「家族と治す」「家族が治す」へと変化していることを述べている．そしてパートナーシップの形成の重要性に触れつつも，どのような形がよいかは関係性を考慮することが大切であるとしている．このことからも，家族とのパートナーシップは，家族との関係性に応じたパートナーシップ形成のしかたや段階があり，家族の状態や状況，病気と共に生活する経過，援助関係の深さや長さによっても柔軟に変化するものといえる．パートナーシップの援助関係は対等であるべきだと固くとらえすぎず，変化する関係性に柔軟に対応することが，パートナーシップを保つには大切である．

3 家族とのパートナーシップの形成に必要な力

①家族のもつ力を信頼する力

家族は力をもつ存在であると信じ，家族の力を信頼することが重要である[7]．看護師は目の前にいる家族だけを見ていると，状況に困惑し，力をなくした弱々しい家族のように見えてしまうかもしれない．あるいは，必死になって取り組んでいるものの，空回りして消耗しそうな家族に見えるかもしれない．

渡辺[5]は，患者の人生や家族の生活を思い描く想像力が，パートナーシップの確立に必要であることを述べている．今は脆弱（ぜいじゃく）に見えている家族であっても，家族にはそれまでの生活でさまざまな出来事に対処し生活を営んできた歴史がある．その過程では家族のもつ力を駆使して，家族の生活や健康を守るよう取り組んできている．家族も日常とは異なる不安や心配，脅威を感じたときは，しばし時間が止まったかのように感じ，判断や行動が日ごろのように円滑には行えなくなる．だからといって，本来もつ力が失われたわけではない．家族自らが家族のために動き出せるように，家族のもつ力を信頼し，家族に関わり続けることがパートナーシップによる援助関係で大切である．

②あいまいさや不確かな状況を受け入れる力

病気の家族員の状態によっては，家族は見通しのもてない不確かな状況に耐えたり，いったん定めた方向性も見直さざるを得なくなったり，不安定であいまいな状況に置かれる．そのような不安定で揺れ動く家族の状況に合わせて，看護者は性急に結論を求めず，家族と共に悩み，決断する苦悩を分かち合い，関わり方を柔軟に変えながら家族を支えることが大切である．そのためには，「曖昧さに耐えながら，それでも相手の力を信じて寄り添い続けていく看護者側の能力が必要」[6]である．

例えば，家族員の予後不良を告げられた家族は，残りの共に生きる時間をどのように過ごすのか，これまでの家族の歴史を踏まえさまざまに思いをめぐらせている．病気の家族員の症状の苦痛が増大すれば嘆き悲しみ，一時的に状態が安定すれば喜び，希望を抱き，家族の感情はめまぐるしく変わる．そしてその都度（つど），家族の意向が変化するのは自然なことである．そうとわかっていても，意見が二転三転する家族，やっと下した決断を取り下げる家族を目の前にして，看護者は無力感ややりきれなさを感じることもあるかもしれない．家族があいまいさと不確かさに翻弄（ほんろう）されながらもそこに踏みとどまっていることを理解し，看護者もあいまいで不確かな状況を受け入れる力をつけることが，パートナーシップを強めることになるだろう．

③自身の感情を適切に処理する力

パートナーシップ関係が構築されていれば，何もかもがうまく運ぶというわけではない．人と人との関係性は周囲の環境や状況，互いに生じる感情，価値観やものごとの見方によって影響を受ける．家族の意向を受け入れ難いときは，特に看護者は内面に葛藤（かっとう）を抱えやすい．また，家族の状況に巻き込まれて看護者自身の不安が掻（か）き立てられ，平静を保っていられなくなったり，あたかも自分も家族の一員のような感覚になってしまい苦しくなったりして，パートナーとしての関係性を保てなくなることもある．そうなると専門職者としてのアイデンティティが揺らぎ，家族の前に立つことが一層つらくなってしまう．

看護者として何に葛藤を感じているのか，自身のどのような判断基準や価値が脅かされて不安になっているのか，なぜこれほどまでに肩に力が入ってしまうのかなど，自身の内面で生じているものを検討したり，対応を振り返ったりすることで，看護者自身の感情を適切に処理することが必要

である．不安や葛藤など，否定的な感情をもつことが悪いわけではない．否定的な感情がパートナーシップを崩すことにならないよう，自身の感情が関係性にどう影響しているかを検討することが大切である．心の揺らぎを通して自己を洞察することができれば，看護者として成長するチャンスにもなる．揺らぐ自分を認めつつ，成長への糧とすることが，パートナーシップの援助関係を維持して発展させることに役立つだろう．

④家族の意見や見解が何かをつかみ，受け入れる力

家族の意見や考えといっても，家族の総意である場合と，一人ひとりの家族員で異なっている場合がある．誰がどのような意見をもっているのか，誰の意見や主張が家族の意見となって意思決定に影響しているのかを，家族の意見に耳を傾け，丁寧に読み取ることが大切である．

意思決定に際し，強い力をもつ家族員の意見にただ従っているような家族であれば，それは家族の総意とは言い難い．しかし，そのような**コミュニケーションパターン**がその家族の特徴であったり，長年培われてきたものであったりすると，1人の意見が家族の意見となることに家族は異論をもたなくなっている．家族のコミュニケーションパターンや，家族の意思の表明や決定のしかたは，家族ごとに形が違う．威圧的であったり，優柔不断であったり，あいまいであったり，指示的であったり，温かみがあったり，思いやりがあったりなど多彩であるし，状況によってもあるときは指示的，あるときは思いやりがあるなど，コミュニケーションパターンが使い分けられもする．

看護者はその家族のコミュニケーションパターンをつかみ，一人ひとりの意見や考えに耳を傾けることが大切である．誰か1人の家族員の意見に肩入れすることにならないよう中立性を保ち，それぞれの家族員の意見を同じ重みで受け入れる．そして，家族全体としての意見をつかみ，合意形成を目指す．合意形成の結果に，その選択でよいのだろうかと看護者が思うこともあるだろうが，いかなる意見や結果になろうとも，家族全体として決めてきた過程を尊重し，その家族の意見として受け止めることがパートナーシップによる援助といえる．

⑤家族との価値観の相違を受け入れる力

専門的知識や豊富な看護の実践体験をもつと，その体験をもとに家族にとって最適な選択としてこうしたらよいだろうと想像してしまうことがある．そして時間が切迫している中で物事を決定しなければならない状況になると，良かれと思って指示的な言動になってしまうこともある．それは看護者からすれば家族のことを考えての行為であったとしても，あくまでも看護者の価値観や基準に基づくものであるため，看護者自身が安心するための行為とみられても仕方がない．これでは，パートナーとして家族を尊重しているとはいえなくなる．

家族の価値観や判断の基準が看護者のそれらと似通っている場合は，看護者は家族の選択を受け入れやすいし，その選択を支持することに困難は感じにくい．しかし，その逆で家族と看護者の価値観のずれが大きいと，看護者の胸のうちにもやもやした気持ちや葛藤が生じてくる．そうなると，家族の選択を何とか軌道修正できないだろうかという気持ちが起こり，家族に対して指示的な

言動が強まることがある．また逆に，葛藤から逃れるため家族から距離を置いたり，無意識に冷淡な態度をとったりすることもある．他者との価値観の違いに対して冷静に，平静を保ち関わることは言葉で言うほど簡単ではない．

　パートナーシップでは，看護者自身の価値観と家族の価値観はそれぞれにあることを認識することが大切である．これは，看護者の価値観を蔑（ないがし）ろにすることでは決してない．看護者は，自身の価値観に自覚的になる必要があるということである．価値観が対立したときに，看護者である自分がどのような反応をしてしまうのか，日ごろから意識して考えてみることが必要だろう．家族との関わりで葛藤を感じたときこそ，自身の価値観の固有性に気付ける．家族と看護者との意見や価値観の対立を必要以上に怖がらず，自身の考え方や大事に思うことへの気付きの機会と考えてみるとよい．そして，家族の選択や決定を非難や批判はせず，受け入れ，そこからどうするかを共に考えていくことがパートナーシップを深めることにつながるだろう．

⑥家族の感情に理解を示し受け止める力

　家族は病気の家族員の状態，病気の経過をめぐり，さまざまな反応をみせる．焦燥感や不安をあらわにする家族もいれば，平素と変わらぬよう努めて冷静に振る舞おうとする家族もいる．昨日は温かく穏やかな雰囲気だった家族が，今日は眉間にしわを寄せピリピリとした緊張感を漂（ただよ）わせていることもある．病気の経過が不安定であったり，先の見通しが立ちにくかったり，期待した経過をたどれなかったりなど状況の変化に応じて，家族の心情も揺らぎ移ろいやすくなる．だからこそ，その時々の家族の感情や心情を看護者はつかむことが大切である．

　悲しさや悔しさ，やりきれなさなどの感情を表に出さずに我慢している家族に対して，抱えている気持ちを話してよいことを伝えることも大切だろう．苦しい胸の内を人に伝えることは容易ではない．関係性が築けていない相手であれば，なおさらに内面を伝えることはできない．看護者が関わる家族の感情は，心配や不安，怒りや焦燥感など家族の苦しさや弱さを表すものであることが多いので，そのような弱さを家族がみせるには，相応の勇気がいる．それなのに家族からつらさを伝えられると，看護者はどうしてよいかわからなくなってうろたえてしまったり，言葉に詰まり，その場に居合わせるのがつらくなったりする．そしてその場をどうにか切り抜けようと焦り，安易に励ます言葉を掛けたり，居心地の悪さから話題を変えたりしがちであるが，そのようなことを続けてしまうと，パートナーシップを保つのは難しくなる．

　どの言葉が家族に届くのかはその時々により，決まった言い回しがあるわけではない．家族の心情をくみ取ったとき，それをそのままに「おつらいですね」「我慢の限界がきたのですね」と返してみる，あるいは話してくれた家族への感謝の気持ちを伝えることもできるだろう．「お疲れのようですが，眠れていますか」と生活の様子でつかんだことを尋ねてみる．掛けた言葉に家族の表情が曇ったり，「あなたに何がわかるのか」と語気を荒げたりするようなら，相手の気分を害したことを素直に謝る．ふさわしい言葉がみつからなくとも，無理に言葉を探さずにその場にいること，

家族に寄り添うことも非言語的コミュニケーションとして大切である．言葉はなくても，場を共にしている看護者の息遣いやしぐさ，佇（たたず）まいから家族に伝わるものもある．

家族にとって，話してもよい，今ならば話せると思える時機というものがある．家族の心情を察して，情緒的なケアが必要と考えたからといって，家族から無理につらい感情や気持ちを引き出す必要はない．看護者が家族の感情を受け止めていること，パートナーとして見守っていることを言語や非言語のメッセージで伝えることが大切である．

2 看護者に求められる基本的姿勢

家族看護エンパワーメントモデルでは，家族と援助関係を形成していく際に，①中立性の維持，②家族の全体性の把握，③家族の健康的な側面の強化，④家族主義の吟味，⑤パターナリズムからの脱却という五つの基本的姿勢を重要視している．これら五つの基本的姿勢の理解を深めるために，次の事例を通して考えてみよう．

事 例

家族構成

Aさん（80代，男性），妻（70代），次男（50代），次男の妻（50代），孫（20代）の五人暮らし．

家族の病気体験

Aさんは，大病を患うことなく70歳まで仕事（自営業）をしていた．3年前に腰痛がひどくなり，椎間板ヘルニアと診断され，手術とリハビリテーションを受けて軽快した．生活全般は自立しており，介護の必要もなく，趣味の庭木の手入れにいそしんでいた．

3カ月前から，再び腰痛がみられるようになった．徐々に痛みが強くなってきたことから，以前手術を受けた病院で診察を受けたところ，椎間板ヘルニアは否定された．食欲も低下していたこと，胸水がたまっていたことから，精査目的で入院することになった．入院してから1週間後，膵臓がん（ステージⅣ）であることが判明した．すぐに，妻と次男が病院に呼び出され，Aさんと妻，次男には余命3カ月と告げられた．その際，主治医は，痛みを緩和しながら，できるだけ自然に生活するという選択肢もあるが，手術をすることによって若干延命できる可能性があることを説明し，どのようにするかは家族内で話し合い，決定するよう伝えた．

その日の夕方，Aさんの病室には，次男の妻，孫も訪れ，今後の方向性について話し合いをもっていた．Aさんは，「これまでこの病院でお世話になり，助けてもらってきたから，医師の言う通りに手術を受けたい．もう少し長生きしたい」と希望していた．また，妻と次男は，「お父さんがそういうなら，その通りにしてあげたい」と思っていた．しかし，Aさんがとても信頼している孫は「さっき調べたけど，膵臓がんは手術をしても助かる見込みは低い．手術をして苦しむだけなら，手術なんてしないほうがいいのではないか？おじいちゃんがしたいことをしてあげたい」と言い出し，いったんは手術をしたいと言っていたAさんは黙ってしまい，次男と孫の言い合いが始まってしまった．そのやりとりに困った次男の妻は，そっと病室を抜け出し，看護師に相談にやってきた．

家族らしさ●

　Aさんは元来頑固な性格で，仕事を引退しても，一家の重大な意思決定には大きな影響をもっていた．例えば，Aさんには4人の息子がいるが，次男が中学生の頃から，家業を継ぐのはお前だと決めてしまった．また，孫の進学や就職に際して，「小学校の教師になりたい」という孫と，「家業を継いでほしい」という次男や次男の妻の意向が衝突したときにも，「孫は学校の先生にさせる」というAさんの一言によって孫の進路を決定してしまった．Aさんにとって，同居する孫は自慢の種であり，妻や次男の目から見ても甘やかしているように感じるくらいかわいがっていた．また，妻や次男の言うことには耳を貸さないAさんだが，孫や次男の妻の意見には素直に応じることもあった．そのため，妻や次男がAさんに言いにくいことがあると，孫がAさんに伝えることもあった．

1　中立性を維持すること

　中立性とは，それぞれの家族員に思いを寄せながらも特定の家族員との同盟を避け，道徳的判断をせず，どちらとも結束しない能力である．家族は年齢や性別の異なる個人から成り立ち，家族は家族としての同一性と個人の個別性のバランスを取りながら家族生活を営んでいる．また，家族は異なる役割や立場を担っており，立場や役割上，意見や思いが異なり，問題のとらえ方やその解決方法も異なっている[8]．

　病気の家族員の療養生活のあり方は，家族としての意向に沿って形作られていく．家族の中には，病気の家族員との関係性や心情に差があるばかりか，それぞれの価値観は異なり，病気に対する受け止め方や考え方もさまざまである．家族らしい意思決定を尊重するためには，誰か特定の家族員の意向を優先することは避けたい．なぜならば，それは家族としての意向ではない可能性がある．大切なことは，家族が自らの家族のために，ベストな選択ができ，家族らしく生活できることである．ここで事例の家族について考えてみよう．

　Aさんの意向は，「これまでこの病院でお世話になり，助けてもらってきたから，医師の言う通りに手術を受けたい．もう少し長生きしたい」である．この文脈には，これまでの病院との付き合いを大事にしたいという気持ちと，自身がもう少し生きたいという希望がみられる．それに対して，妻と次男は「お父さんがそういうなら，その通りにしてあげたい」と思っている．ただし，よく話をしてみないとわからないのは，一家の重大な意思決定には大きな影響をもっているAさんとの関係において，自分たちの希望をAさんに伝えても受け入れてもらえないという思いが隠れているのかもしれないということである．また，比較的Aさんに意見を通すことのできる孫は「手術をして苦しむだけなら，手術なんてしないほうがいいのではないか？おじいちゃんがしたいことをしてあげたい」と思っており，Aさんを困らせている可能性も否定できない．

　家族は，Aさんを失うかもしれないという危機に直面しており，この意思決定をどう乗り越える

かは，家族にとって重要な意味をもっているだろう．家族のその先を見据えて，家族の希望を引き出しながら，その調整役として関わることは決して容易なことではない．これまで培ってきた家族の関係性を考慮しながら，一人ひとりの家族の思いを引き出し，家族らしい意思決定ができるように看護者は働きかけていくことが求められるだろう．

2　家族の全体性を把握すること

　家族の全体性を把握するとは，家族システム全体をとらえる視点をもち続け，言語化されていない家族の無意識的な力動や家族の価値観などを把握することである[8]．

　事例の妻と次男の思いは，言葉だけでは推し量ることができない．それが本意なのか，言っても聞き入れてもらえないとあきらめているのかについては，個別に話を聞く以外に，明確にする術はないだろう．また，同様に看護者に手助けを求めてきた次男の妻の思いも隠れたままである．家族にとって，Ａさんの末期がんがどのような意味をもっているのか対話を深めていくことで，それらは明らかになるのである．果たして，余命宣告をされたＡさんは残される家族のことをどのように心配し，どのようなことが気掛かりなのか，末期がんのＡさんを前に，それぞれの家族員はどのような心配を抱えているのかを把握していくことが大切である．それによって，家族の意向を正確にとらえ，家族の意思決定を支えることができるだろう．

3　家族の健康的な側面を強化すること

　家族看護エンパワーメントモデルにおいて重要なことは，家族が自らエンパワーメントできるように家族を支援すること[8]である．それを実現するためには，家族の健康的な側面や肯定的な側面を見いだし，それについて肯定的にフィードバックすること，家族の健康な力を信じること，家族が具体的で実現可能な目標を設定できるよう支えることが重要である[8]．

1）家族の健康的な側面や肯定的な側面を見いだし，それについて肯定的にフィードバックすること

　家族には家族として歩んできた歴史があり，その家族で培ってきたノウハウをいくつももっている．例えば，Ａさんの家族に立ち戻ってみよう．この家族において，重要な意思決定を担ってきたのはＡさんであるが，Ａさんの独断ですべてが収まってきたわけではないだろう．そのほかの家族員の意向をＡさんの孫が代弁することで，家族らしい意思決定が行われてきた面もある．一見すると，妻や次男がＡさんに意見を言いにくい家族としてとらえられるが，孫がクッション役として機能し，この家族の意思決定を支えているという側面を持ち合わせているのである．だとしたら，この場面では次男と孫が言い合いになり，収拾のつかない状況になっているが，お互いの思いを知り，方向性が見えてくることで，Ａさん以外の家族員の意向として，Ａさんと孫が共有し，Ａさんが自分にとってもＡさん家族にとっても有意義な意思決定ができる可能性を秘めている．

家族に関わる看護者は，このような家族のもつ健康的な側面，家族のもつ力をとらえ，苦境に陥り，困惑している家族が勇気をもって進むことができるようフィードバックする必要がある．事例のAさん家族にとって，家長であるAさんの膵臓がんの発病と余命宣告は，ショックな出来事であり，先々の見通しが立たない中で不安に感じることもあるだろう．しかし，家族のもっている力を看護者が言語化し，家族自身がそれに気付くことで，一歩前に進むことができるのである．残された時間を家族らしく生活するためにも，これまでに家族が培ってきた力や健康的な側面を引き出し，顕在化させることが大切である．

2）家族の健康な力を信じること

絶望の淵に立たされた家族であっても，家族にはそこから立ち直ろうとする力や前に向かっていこうとする力が本来的に備わっている．その力の大きさは，家族によって差はあるだろう．また，立ち直るのにもその家族なりの時間やタイミングを要するであろう．このような家族がもっている健康な力を看護者が信じ，家族が力を発揮できるように支える姿勢が重要なのである．先の事例に戻ってみると，Aさん家族は，Aさんの決定権が強い印象を受けるが，孫を通して家族として考えることのできる力をもっている家族でもある．

では，次男の妻が看護者に手助けを求めてきたときに，看護者はどのようなスタンスで臨んだらよいのだろうか．家族の状況を十分に把握せず，家族の健康的な力に気付くこともなく，ただやみくもに仲裁に入り，場を収めてしまうような対応をしたら，家族は自分たちで，自分たちのために意思決定し，遂行できたと実感できるだろうか．その場面では，言い合いになっていたとしても，家族員が家族のために思いを分かち合おうとしているのであれば，お互いに納得できるように見守り，支える姿勢が重要なのではないか．「私（援助者）がいなければならない」という姿勢ではなく，「家族は家族のためにきっとよい決断をするはず」と信じ，見守り，対話を促進するように関わることが重要であろう．

3）家族が具体的で実現可能な目標を設定できるよう支えること

家族の健康的な側面を見いだし，家族のもつ力を信じるといっても，家族にとって実現可能な目標やそれに対する行動を設定できていなければ，家族は自信や希望を失うだけである．例えば，残された期間の中で，一緒に旅行し，楽しい思い出をつくってくるという目標は，実現可能であり，それを遂行するための行動も立案しやすい．しかし，末期がんであることがわかっているにもかかわらず，完治して職場復帰するという目標だとしたら，どうだろうか．これは，最期まで希望を捨てずに挑み続けたいという意思の表れかもしれない．先の見通しがもてない状況に置かれた家族は，具体的に何をしたらよいのかわからず，日々の状態に一喜一憂してしまうかもしれない．この場合には，家族が希望をもち続けながらも，一方で先々に起こり得ることを共有し，具体的な行動レベルで達成可能な目標を設定できるよう，家族を側面から支えることが重要であろう．

個々の家族によって置かれた状況や抱えている問題，家族が有する力，発揮できている力は当然

異なっている[8]. 家族の個別性を認め，家族のありようを尊重しながら，家族に添ってケアすることにより，家族自身が自らをエンパワーメントできるように進んでいくだろう.

4 家族主義を吟味すること

　看護者は，一人ひとりが育ってきた家庭において，特有の**家族観**をもっている. 現代家族は多様化しているとはいえ，依然として**家族主義**の影響は少なくない. 家族主義とは，家族は病者のために，病者の福祉向上のために貢献すべきであるという家族の相互扶助への期待が高いこと，そして家族員が援助を必要としているときは，家族は援助し支援する義務があるという考え方[8]である. 医療保健専門職者がもつ家族観は，少なからず自身の家族ケアに影響を与えるものである. 家族主義の強い影響を受けてきた看護者にとっては，病者を十分サポートできていない家族員をみると，批判的に感じるかもしれない. 逆に，病気の家族員を熱心にサポートする家族に対しては好意的に感じ，家族の抱えている事情にまでは，配慮できない可能性が高くなる.

　事例のAさんに立ち戻ってみると，「親はえらい，逆らってはいけない」という価値観のもとで育ってきた看護者は，Aさんの孫の振る舞いを否定的にとらえ，次男の振る舞いを好意的に感じるかもしれない. その逆もあり「何でも話し合って決めることが大切」という価値観のもとで育ってきた看護者は，この言い合いになっている場面を深刻な場面としてではなく，むしろ家族が一歩前に進むための必要な試練として受け止めるだろう.

　看護者は，自分自身がどのような家族観をもっているかを意識し，家族に対して抱いている固定観念を吟味することが重要である. そうすることで，より幅広いスタンスで家族を受け止め，家族に関わることができるだろう.

5 パターナリズムから脱却すること

　パターナリズムとは，父親が子どもに対するような形で人と接することを表している. 医療の中でのパターナリズムとは，医療保健専門職者はより高度な知識と技術を有しているため，その知識と技術に基づいて判断をしていくことが，利用者にとっての最良の利益をもたらす[8]という姿勢のことである.

　この十数年の間に，患者・家族の権利擁護に対する意識が高まり，患者・家族を主体とした医療やケアの提供が当たりの前のようになってきた. 患者や家族は，病気と付き合いながら生活していく上で，医療保健専門職者の助言や手助けを必要としている. しかしながら，患者・家族はこれまでの生活の中で培ってきたさまざまな知識やスキルをもっており，医療保健専門職者の助言や手助けを全面的に必要としているわけではない. 時には，医療保健専門職者の助言や手助けに対して，異なった見解や拒否を示したり，疑問を投げかけたりすることもあるだろう. むしろ，このような反応を示す患者・家族のほうが健康的であるともいえる. 医療保健専門職者が自身の行った助言や

指示，手助けに従うか否かにこだわるのではなく，専門家としての意向を伝えつつ，患者・家族と共に考え，患者・家族が自分たちのために歩んでいけるように支援することが重要である．

3 家族とのコミュニケーションにおける留意点

医療保健専門職者の支援を受ける家族は，家族員の病気とこれからの生活のあり方に関する課題に直面し，苦悩している．その程度には差があり，専門職者の支援の内容も千差万別である．しかしながら，医療支援を受ける家族は，みな開放的な姿勢で医療支援を受け入れるというわけではない．病気や障害の性質にもよるが，課題を抱えこんできた家族ほど，家族の内面に入り込まれることを嫌う場合もある．

1 家族とのコミュニケーションを深めていくためのポイント

1）家族を保護する関わり：家族を脅かさず，そっと家族に寄り添う姿勢

家族とコミュニケーションを図る上で，まず大切にしたい点は，家族を保護することである．言い換えると，看護者が家族を脅かさず，そっと家族に寄り添う姿勢で関わることである．家族を保護する関わりとは「家族と感情の共有を図る，家族を脅かさない，家族の行為や思いをそばで見守る，家族の心に深く入り込まない，など家族の持っているエネルギーを見極め，できるだけ消耗しないように保護するケア」[9]のことをいう．

どんな人にも触れられたくない部分があるように，家族にもその家族固有のしきたりや決まり，心情，そしてそれに基づいた生活様式や生活行動がある．看護者の目に映ったある一つの行動が，たとえ病気の家族員にとってよくない影響を及ぼすであろうというものであったとしても，理由も聞かずに訂正しようとするのは適切ではない．なんらかの事情があって，そうしているということを踏まえ，まずは家族の中で起こっていることを正確に把握しようと努めることから始めるとよいだろう．

病気の家族員に対して批判的なメッセージを発していた家族が，あるとき突然それについて自身の思いを発するかもしれない．批判的なメッセージを投げかけることに罪悪感をもちながらも，そうしなければならなかった事情を話すかもしれない．緊急を要する場合は別としても，基本的には，自身の目の前にいる家族がどのような家族なのかがわかるまで，そして家族が看護者に自分たちのことを話しても大丈夫だと思えるようになるまでは，そっと見守ることが大切である．この段階で，家族の中に土足で入り込んでしまい，家族から抵抗を示された場合は，その後の家族との援助関係をつくっていくことが難しくなることは言うまでもない．家族の中に看護者が入っても違和感のない関係をつくることから始めてみよう．

2）情緒的な揺れを受け止め，支援する：じっくり寄り添い，聴く姿勢

病気や障害の程度が重かったり，思ったように事が運ばなかったりすると，家族は動揺しやす

く，情緒的に不安定になりやすい．また，先の事例にあるような，家族にとって重大な意思決定の場面では，なおさら揺れ動くであろう．

　動揺している家族との関わりで大切なことは，まずはそっとそばに寄り添い，じっくり家族の話に耳を傾けることである．気持ちの整理がつかないときは，うまく話をできないこともあるだろう．そういうときは，無理に話を聞き出そうとせず，家族が言葉を発するのを待つことが大切である．家族全体が動揺している場合には，一人ひとりの家族員に声を掛け，個別に話を聞くということをしてもよい．家族の中では思っていることを言えなくても，1対1の場面であれば，自身の思いを吐露(とろ)することができる場合もある．また，個に対する支援が，家族と看護者の援助関係を深めるきっかけになることもある．

　家族の意思決定に関わる場面では，家族とじっくり話し合う場を設定することも必要になるだろう．そのためには，事前に個々の家族員の思いを聞くなど，状況を把握し，お互いに話ができる状況を準備することが大切である．

　また，どのような状況に置かれていたとしても，家族をねぎらい，家族が安心できるように声を掛ける姿勢は大切にしたい．

3) タイミングをつかんで家族と関わる：家族のニーズをつかむ

　病気の家族員を抱える家族は，いつも看護者の援助を求めているわけではない．あれもこれもと思っているのは看護者だけかもしれず，先を急いだ関わりは，家族の成長を妨げることにもなりかねない．何かを学ぼうとする者には，何らかのきっかけ，段階があるように，家族にも関わってほしいタイミングというものがある．看護者は，家族の中に入りながら，家族の関わってほしいと思うタイミングに応じて対応するとよいだろう．

　ただし，家族に関わるタイミングをつかむことは簡単なことではない．黙って待っているだけでは，タイミングを逸(いっ)することもある．看護者は家族と接する中で，家族の努力していることやその具体的な行動，心情に触れつつ，看護者として，「もっとこうしたら楽にできるのに」「こうしたらよいのに」と思う場面では，意図的に関わりをもつことも重要だろう．例えば，吸引という手技をマスターする必要のある家族に対して，吸引の場面に一緒に参加しながら，よくできていたことを褒め，少し工夫することを伝えてみたり，次の場面で一緒に試してみたりするとよいだろう．また，家族が看護者に，目配せでサインを送ってくることもある．そんなときには，今家族の中で何が起こっているのか，冷静に話し合うことができるように，あえて家族員の間に入り，それぞれの思いや考えを引き出し，折り合いがつくように働きかけることも一つであろう．

　家族が一つ先の課題に進むときには，看護者から心配なことはないか，気に掛けていることはないかについて丁寧に話を聞き，準備性を高める関わりも大切である．時々しか面会にくることのできない家族については，家族自身の最近の生活状況を聞くことも，関わるきっかけとなるだろう．家族のニーズをつかむことができるように，日々家族と接することが大切である．

4）計画的に家族と面接を行う：病気に立ち向かうパートナーとして接する

　慢性疾患をもつ家族員を抱える家族の場合，看護者との関わりは入院中の支援だけではなく，地域生活においても必要な場合がある．訪問看護を受けている場合は別としても，外来での診療・ケアを中心としている場合は，そのときどきに家族と面接を行い，家族の生活状況を把握して，病気を抱えながらより健康的な生活を営むことができるように，共に考える時間も必要である．したがって，外来の度に面接の約束をしておくなど，定期的・計画的に家族に会い，話を聞くことで家族が安心できる場合がある．病棟看護者が外来で支援することは難しいかもしれないが，入院中から家族の意向を確認し，外来ケアや地域支援の準備のために，橋渡しをしていくことも大切である．

　以上の四つのポイントを踏まえながら，家族と段階的に援助関係を深め，家族が，自らの家族の健康的な生活のために行動できるよう支えていくことが望ましい．そして，これらを実践するために，以下のスキルを活用してみよう．

2　家族とのコミュニケーションを促進するスキル

　家族とのコミュニケーションを促進するスキルとして，1）家族の心の安定を保つスキル，2）家族の思いの表出を促すスキル，3）家族に安楽をもたらすスキルが活用できる．これらのスキルを，家族の置かれた状況に応じて組み合わせながら用いると効果的である．

1）家族の心の安定を保つスキル

　家族の心の安定を保つスキルには，「添う」「気遣う」「安心をもたらす」「調整する」「問題に即応する」がある[9, 10]．家族の情緒的安定を図る上で重要なスキルである．

添う

・ありのままの家族を受け入れ，その思いを大切にして寄り添う：家族の思いや考え，行動に対して，看護者としての価値観を挟まず，評価せず，受け止めること．

・間を置き，沈黙をとる：沈黙の場面において，無理に話を聞き出そうとはせず，相手が話し出すのを待つこと．今は話したくないという状況であれば，時間をおいて再度訪れること．

　先の事例の場合，まずは看護者の価値観は脇に置き，一人ひとりの家族員の思いに耳を傾けることから始めてみるとよいだろう．思いに沿うとは言いなりになることではない．家族がどんな思いをもっており，それによってどのように行動しているのかを受け止めることである．

気遣う

・家族の状況を考慮し，家族をねぎらう：家族の生活状況を確認しながら，その状況の中で家族が苦労していることを取り上げてねぎらうこと．

・家族に対する看護者の思いやいたわりの思いを示す：家族の生活や置かれている状況を聞く中で，看護者が家族に対して抱いた心配事を具体的に伝えること．

- 家族に慰めの言葉を掛ける：落胆している家族に慰めの言葉を掛けること．ただし，不用意な慰めは，かえって逆効果の場合もあるため，注意が必要である．
- 看護者としての配慮を行動で示す：家族が大切にしていること，価値観，思いなどにずかずか入り込まず，一定の距離と礼節を保つこと．

　先の事例の場合，まずは助けを求めにきた次男の妻をねぎらい，思いを受け止めることから始めてみるとよいだろう．一方，意思決定に際して対立しているAさんの妻や次男と，孫に対しては，看護師としての配慮を行動で示しつつ，家族に対するいたわりの思いを示すことで，コミュニケーションを深められる可能性がある．

安心をもたらす

- 状況に応じて看護者が家族と会う機会を設ける：家族の希望を確認しながら，家族が安心するために看護者が面接や対話の機会を設定すること．
- いつもと同じように接する：近付きにくい雰囲気であっても，いつもと同じように接すること．
- 家族が納得するまで説明する：話を中途半端なまま終わらせず，家族がわからないことへは真摯に対応し続けること．

　先の事例のような対立場面に介入するときには，看護者にも緊張を伴う．家族にいつもと同じように接し，また家族の求めに応じて臨機応変に対応することで，家族は安心できるだろう．

調整する

- 家族と病気の家族員，家族と医師，家族と医療保健専門職者との関係に何らかの問題が生じた場合に，看護者が問題解決に向けて調整する：看護者が主体的に問題を解決するのではなく，それぞれの人たちの間に入り，折り合いがつけられるよう，対話が促進するように支えること．

　先の事例のように家族員間の思いが対立し，病気の家族員が困惑している状況では，双方の思いを聞きながら，どうしたら折り合いがつけられるのかに視点を置きつつ，家族が対話の中で問題を解決できるように水を向けることが必要である．

　看護者とのやりとりの中で表現できたことを，家族の対話の中では表現できない場合は，家族に断って代弁するなど，双方の思いや気持ちをくみつつ工夫することで，対話が促進することもある．

問題に即応する

- 家族との関わりの中で家族の要求を察知し，速やかに対応する：家族のニーズに随時応えること．

　先の事例では，次男の妻が対立している家族を心配して助けを求めてきた．このように家族が手助けを求めているときは，家族に関わる重要な機会であり，速やかに対応することで家族の安心感を高めることができるだろう．すぐに対応できない場合は，いつなら対応できるのかを約束するということでも構わない．

2）家族の思いの表出を促すスキル

　家族の思いの表出を促すスキルには，「感情の表出を支える」「傾聴する」「代弁する」がある[9,10]．

感情の表出を支える

・家族が話しやすい雰囲気をつくりながら，話を引き出し，家族の思いや感情を吐露できるようにする：エピソードを具体的に掘り下げたり，そのときにどう感じたのかを引き出したりすること．感情を押し殺しているようであれば，看護者自身が家族の立場だったらどう感じたのかを投げ掛けてみることも一つである．

　先の事例のように，家族員間の意見が対立し，Ａさんが自分の思っていることを表現できない場合，具体的に次男や孫の意見を聞いてどんなことを感じ，何を思ったのかじっくり聞いてみるとよいだろう．また，このような場面で何も発言せず，じっと状況を見守っていた家族員がいる場合は，個別に声を掛け，話を聞いてみることも大切である．

傾聴する

・家族が表出した思いや感情を受け止め，聞く姿勢や態度を示しながら，家族を支える：じっくり話を聞き，話の節目で話題を要約して伝えること．看護者は家族の話を聞いて何を理解したのかを伝えることも含む．感情が先立っている家族の場合は，ただ話を聞くだけでもよい．

　先の事例のような場面であれば，家族員個々にじっくり話を聞いてみることで，それぞれの言葉に潜んでいる思いを知ることができるかもしれない．

代弁する

・看護者が家族の気持ちを十分理解した上で，自分の思いを表出できない家族の気持ちを察しながら，家族に代わってその気持ちを表出する：対話の中で思いや感情をリフレインする方法と，家族間での対話の際に，個の家族員に代わって伝える場合がある．家族間の対話の中で代弁する際には，事前に「タイミングをみてそれを伝えてもよいかどうか」その家族の意向を確認しておく必要がある．

　先の事例のように，意思決定について家族が対立している場合や，当事者のＡさんが自分の意見を言えないような場合は，個々の思い・考えを聞き，整理する際に，本人に代わって意向を伝えるということも一つの方法である．例えば，自分のことをとても心配している家族員に対して自分の本意を面と向かって伝えられない場合は，本人の意向を確認した上で看護者から伝えることで，うまくいくこともある．

3）家族に安楽をもたらすスキル

　家族に安楽をもたらすスキルには，「緊張を緩和する」「苦痛を緩和する」「触れる」「共にする」がある[9,10]．

緊張を緩和する

・身体的問題を抱えたり，緊張状態にある家族の緊張を解きほぐし，リラックスを促す：一緒にリ

ラクセーションを行ったり，家族が気分転換できるように促したりすることも含まれる．

　強い緊張状態に置かれている場合，家族員間のコミュニケーションもどこかぎこちなくなりやすい．疲労がみられる場合は，家族が気分転換できるように働きかけることも大切である．

苦痛を緩和する

・家族の抱えている身体的苦痛を和らげ減少させるようにする：家族が持病により苦痛が生じている場合は，それに即応する．家族の中には，病気の家族員のことを思って我慢し，家族のそばに居続ける人がいることを考慮し，適宜声を掛けることが重要である．

　特に，患者の病状が不安定で緊迫している場合，家族は病気の家族員のことが気になり，自分の健康を守るための行動にまで気が回らなくなりやすい．1人の病気がほかの家族員の健康問題に影響を与えたり，家族の生活そのものに影響したりすることもある．そのため看護者は，家族の生活に目を向け，一人ひとりの健康状態を確認しながら，助言や援助を行うとよいだろう．

触れる

・手を握る，肩に触れるなどのタッチングにより苦痛を和らげる：身体的な接触は相手に安心感をもたらすことがある一方，強い怒りや悲しみを抱えている場合は，逆にそれを増幅させてしまったり，不快を生じさせたりすることがあるので，注意が必要である．

共にする

・看護者が家族と一緒に同じ目的に向かって何らかの行動を起こすことにより，家族の理解を深め，家族に安楽をもたらす：家族に同調し，一緒に歩を進めていくことで家族が安心して物事に取り組むことができることがある．家族のもっている力を加味しながら，家族が安心できる形で伴走していくとよいだろう．

　そのほか，家族とのコミュニケーションを促進していく上では，家族カウンセリングの技法も有用である．野嶋[9, 10)]は，「家族の話として位置付ける」「家族全体に目を向ける」「仮説的にあるいは将来に向けた質問を行う」「違いを明らかにする質問をする」「ギャップや矛盾を明らかにする質問をする」「1人の話を2人の関係性の話に拡大する質問をする」「異なる考え方を提供する」「第三者が観察したことを話してもらう」「仮説的にポジティブなとらえ方や考え方を提供する」「話しづらいことを仮説的に語る」「相手の成長を引き出し共に喜ぶ会話」「相手の立場を尊敬する会話」というポイントを挙げている．

　家族とのコミュニケーションで重要なことは，目の前にいる誰か1人の家族員と話をしていたとしても，全体・集団という意味の「家族」と話しているという感覚を忘れないことである．事例のAさん一家のように，孫と対話をもつ場合には，孫の気持ちや考えをくみ取りながら，一方でAさんや次男など個々の家族員の気持ちや考え，ひいては家族としての気持ちや考えに目を向ける必要がある．また，このような視点をもつことで，個々の家族員と話をする際に，個としての気持ちと

家族としての気持ちを明確にすることができ，互いの理解が深まることもある．家族のもつ力に意識を向けながら，家族自ら課題を解決し，成長できるよう，対話を通して家族員間の相互理解を広げていくことが重要である．

》》引用・参考文献

1）中野綾美．"家族の医療への参加"．家族エンパワーメントをもたらす看護実践．野嶋佐由美監修．中野綾美編．へるす出版，2005，p.47-52.
2）新村出編．広辞苑．第五版，岩波書店，1998，p.1610.
3）高橋恵子ほか．市民と保健医療従事者とのパートナーシップに基づく「People-Centered Care」の概念の再構築．聖路加国際大学紀要．2018，4，p.9-17.
4）Laurie N. Gottlieb ほか．"協働的パートナーシップの基盤"．協働的パートナーシップによるケア：援助関係におけるバランス．エルゼビア・ジャパン，2007，p.20-47.
5）渡辺裕子．"患者・家族とのパートナーシップ確立を阻害する要因と課題"．家族看護選書第6巻：家族に向き合う看護者のジレンマとパートナーシップ形成．野嶋佐由美ほか編．日本看護協会出版会，2012，p.110-117.
6）前掲書5），遊佐安一郎．"家族とのパートナーシップ"．p.102-109.
7）野嶋佐由美．家族とのパートナーシップ構築の方略．家族看護．2006，4（1），p.6-13.
8）前掲書1），野嶋佐由美．"家族との援助関係の特徴"．p.37-41.
9）野嶋佐由美．"資料−用語の説明"．家族看護エンパワーメントガイドライン．高知県立大学看護学部 家族看護学研究室，2013，p.2-3.
10）前掲書9），野嶋佐由美．"家族への情緒的支援の提供，家族看護カウンセリング"．p.7-8.

4章

家族への看護アプローチ

1 家族のセルフケアの支援

　家族の**セルフケア**は，家族員の健康を保持，増進させ，家族としての機能を円滑に行い，家族がより健康で，より強固な結び付きを得るための集団の主体的な営みとして示されている[1]．すなわち，家族のセルフケアは，情緒的体制を基盤として，家族員がもてる力を発揮しながら個々に，あるいは家族全体として互いに補い合いながら行われるものである．そして直面する健康問題や発達課題に対しても，家族は一つの集合体として取り組み，自ら**セルフケア能力**を活用しながら，健康を維持し，日常生活を営むというセルフケアを行っている．家族のセルフケアは，家族の普遍的セルフケアと，家族の発達的セルフケア，家族の健康逸脱によるセルフケアから成るととらえることができる[2,3]．

1 家族のセルフケア支援についての考え方

　家族は，何らかの健康問題が生じたとき，情報を入手したり，専門的な援助を求めたりする．また，健康問題が家族に及ぼす影響を予測し，家族内の関係や役割を調整したり，家族自身が現状を受け入れ，対応したりしていく．そして，それに適応していくために家族の考え方や価値観を修正する場合もある．家族自身，何らかの問題を抱えながらも家族としての凝集性を高め，成長発達を図りながら，自らの生活様式を保てるようセルフケア能力を発揮し，主体的なセルフケア行動をとっている．しかし，問題が困難でこれまでの家族のセルフケアでは対応できない場合には，家族の日常生活に支障を来すため，看護者の支援が必要となる(図4.1-1)．

　その際，家族を家族員個々，または家族システム全体からとらえ，おのおのの視点に立ってアプ

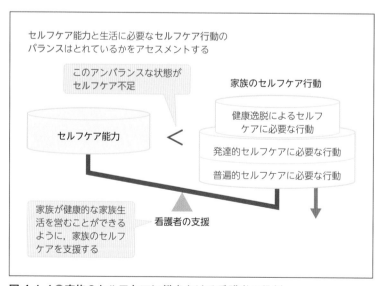

図4.1-1●家族のセルフケアに働きかける看護者の役割

ローチの方向性を定め，支援を行うことが重要である[4]．家族員個人として，また家族全体として
セルフケアを実践していくことができるように支える．

2　家族のセルフケアのアセスメント

　家族のセルフケアをアセスメントする際には，個々の家族員，また家族全体に目を向けながら，
家族の普遍的セルフケア，発達的セルフケア，健康逸脱によるセルフケアをとらえていく[5]．家族
セルフケアの七つの領域で，健康問題と関連している領域は何か，どのような課題を抱えている
か，健康課題を抱えることによってどのようなセルフケアを求められているか，セルフケア能力は
あるか，などの視点からアセスメントを行う[2]．家族のセルフケア能力については，現在もってい
るセルフケア能力のみならず，潜在的なセルフケア能力や，身体的状態，家族の精神・情緒的状
態，家族の心理的準備，現状認識など，セルフケア能力に影響を与える要素についてもアセスメン
トすることが重要である[4]（図 4.1-2）．

1）家族のセルフケア行動のアセスメントの視点

　ライフサイクルのどの段階にある家族においてもみられる生活行動として，普遍的セルフケアの
七つの領域の生活行動がある[1]．家族のセルフケア行動をアセスメントする際には，この視点か
ら，家族員および家族全体をとらえていくようにする（表 4.1-1）．

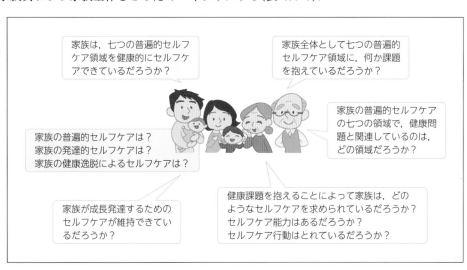

図 4.1-2●家族のセルフケアのアセスメント

表 4.1-1●家族の普遍的セルフケア行動のアセスメントの視点

　①十分な空気・水分摂取の維持
　　家族は，居住空間を共にし，水・空気を快適に保つようにしている．
　・呼吸は正常か？酸素は十分に供給されているか？
　・呼吸を阻害するものはないか？
　・呼吸機能に影響を及ぼさないような環境への配慮はできているか？

・室内の換気ができているか？適切な温度・湿度が保たれているか？
・水分摂取が適切にできているか？
・水分出納は適切に行われているか？
・経口摂取が可能か？

②十分な食物摂取の維持
家族は食物摂取や栄養状態の維持に責任をもつ．
・日々の食事は食材，量，栄養バランスなどの観点から適切にとれているか？
・自分でうまく食べられるか？
・食事は自分で作れるか？食事は家族で準備できるか？
・食欲，嗜好などは満たされているか？
・家族員や家族の健康を気に掛けた食事の準備はできているか？（栄養バランス，カロリーのコントロールなど）

③排泄過程，排泄，清潔に関連したケアの提供
家族は家族員の衛生管理を促進し，家庭生活の衛生管理を行う．
・排泄（排尿・排便）のリズムは保持できているか？
・排泄パターンの異常（便秘や下痢など）はないか？
・安心して排泄できる環境が整っているか？（トイレの様式，清潔さなど）
・排泄物は適切に処理できているか？
・身体の清潔は保たれているか？（歯磨きや整容，入浴などはできているか）
・衛生習慣が保たれているか？

④休息と活動のバランスの維持
家族は家族員の活動と休息を促し，家族単位での休息や活動を行う．
・どの程度動くことができるか？
・適度な運動ができているか？
・身体を動かそうという意欲があるか？
・必要な睡眠・休息がとれているか？
・活動と睡眠・休息のリズムはうまくとれているか？
・疲労を回復できるように休息をとることができているか？

⑤孤独と社会的相互作用のバランスの維持
家族は個人のプライバシーを守り，家族としての相互作用をもちながら家族で社会活動を行う．
・家族や友人，隣人などとどのような関係をもっているか？
・社会の出来事や動向に，どのような関心をもっているか？
・周囲の人との必要なコミュニケーションをとることはできているか？
・地域とのつながりがあるか？地域の中で孤立していないか？
・役割をもっているか？
・個人の時間，家族の時間をもつことができているか？
・プライバシーを保つことができているか？

⑥生命・機能・安寧に対する危険の予防
家族は病気予防のための行動や病気になったときの対処を行う．
・健康を守るために受療することはできているか？
・健康についての意識をもち，病気の予防のための行動をとることができているか？
　（定期健診や体力づくりなどの保健予防活動など）
・家族員が病気になったときに適切な対処行動をとることができているか？
・事故につながる危険はないか？
・危険を察知したり，避けたりできているか？

⑦正常な家族生活の維持
家族は何らかの問題に直面しても，普通の生活を維持しようとする．
・家族は，これから先の生活について，どのように歩んでいきたいか，見通しをもつことができているか？
・これまで行っていた生活行動が遂行できているか？どのようなことができていないか？
・家族は，これから先の生活について，お互いに話し合い，相談することはできているか？
・生活を営む上での課題やそれを解決するために必要な方策は明確であるか？
・家族が大切にしてきた生活の信条が反映されているか？

2）事例で考えよう

事 例

　Aさん（70代，男性）は，2年前に妻が他界し，長男（40代，会社員），長男の妻（40代，パート勤務），孫（10歳）との4人暮らしである．高血圧による内服治療中で，下肢の筋力低下がみられるが日常生活は自立している．近所の人との交流もあり，地域の行事にもよく参加していた．家族関係は良好である．

　Aさんは，1カ月ほど前から労作時の呼吸苦，強い咳嗽（がいそう）がみられ，特発性間質性肺炎と診断され，入院となった．日中は酸素投与しながら歩いて病室内のトイレへ行っていたが，夜間は労作時の呼吸苦が強いため，尿器を使用することもあった．入院から3週間が経過し，Aさんの希望もあり退院となった．退院時，Aさんは「今まで全部自分でやってきたのに，トイレに行くのもしんどくなってきた．家に帰りたいが，息子や嫁には迷惑をかけたくない．息が苦しいのもつらい．人に迷惑をかけるのであれば死んだほうがまし．酸素のチューブもかっこ悪い」と思いを吐露（とろ）した．長男は「本人が望んでいるから，家に帰してやりたい．酸素をつけて楽に過ごせるのなら酸素をつけて生活をすればいい」と言い，長男の妻からは，「酸素の器械の管理なんて1人でできないです．本人も酸素を嫌がっていて大丈夫でしょうか？」との反応がみられた．

Aさん家族のセルフケアのアセスメント

　在宅酸素療法導入はAさん，長男家族にとって，生活の再構築を余儀なくされることである．家族が直面する生活状況を整理し，在宅酸素療法導入により，家族にどのような問題が生じるのかを明確化することが重要である．ここでは，普遍的セルフケア要件である七つのセルフケアの領域に着目して，Aさんのセルフケアと家族全体のセルフケアをアセスメントし，家族の立場から課題を考える（表4.1-2）．

3）家族のセルフケア能力のアセスメント

　家族システムは，内外の変化に対応して安定状態を取り戻そうとする，恒常性を維持する力を有しており，その力が家族のセルフケア能力として発揮される．家族員が病気になると，家族の基本的な生活行動に影響を及ぼし，治療や療養に対して新たなセルフケア行動（健康逸脱によるセルフケア）が要求される．家族は普段意識していない潜在的な家族の力，セルフケア能力を発揮する．

　セルフケア能力には，①セルフケア要件とそれらを充足するための手段を知ること（知識），②セルフケアについて判断し，意思決定すること（判断力），③セルフケア要件を充足するための行為を遂行すること（実行力）が挙げられる[3]（図4.1-3）．

　オレムはセルフケア能力について，「個人，家族，コミュニティの生活に関する適切な見解をもって統合しながら，一貫して遂行する能力」[6]と示している．家族のセルフケア能力をとらえる場合，家族員個々および，家族システム全体に目を向け，その機能や力をとらえていく必要がある．

表 4.1-2● A さん家族のセルフケア行動のアセスメント

セルフケアの領域	A さんのセルフケア	家族のセルフケア	A さん家族にとって課題となること
十分な空気・水分摂取の維持	・酸素療法による呼吸の維持, 呼吸管理が必要となる. 労作時の呼吸苦がある. 室内の換気や, 温度・湿度の調整などが必要である.	・長男の妻は在宅でのAさんの酸素療法による呼吸管理について不安を抱いている. 自分が何を担わないといけないのかイメージできていないことが予測できる.	・Aさんの呼吸の維持のため在宅酸素療法を導入し, 呼吸管理を行っていく必要がある. ・自宅の環境調整を行う.
十分な食事摂取の維持	・食事は長男の妻が準備している. これまでよりも活動量が減ることが予測され, 食欲の低下, 栄養状態の低下も懸念される. 高血圧の内服治療中である.	・長男の妻はAさんの病気管理を意識しながら食事を作っている. 長男家族には子どもがおり, 長男の妻は家族全体のニーズに合わせた食事の準備をしなければならない.	・病気管理を意識した食事の準備, 栄養状態への配慮が必要である. 料理に関しては, 酸素療法導入後は火気に注意が必要となるため, Aさん1人での実施が困難になる. 高血圧を考慮した食生活が求められる.
排泄過程, 排泄, 清潔に関連したケア	・労作時の呼吸困難感があり, トイレ歩行と, ポータブルトイレを併用している.	・室内での生活は自立しており, トイレ動作には直接関与せず, 見守っている.	・呼吸状態に合わせたトイレ動作の工夫が必要である. ・労作時の酸素量調整などの工夫が必要となる. ・Aさんの病状の変化に伴いトイレや入浴介助の必要も生じる可能性がある.
活動と休息のバランスの維持	・リハビリテーションにて歩行訓練を行っている. 動くとしんどいという自覚はある. Aさんの自宅の配置などの状況は不明. ・呼吸苦や不安などによって夜間の睡眠への影響が予測される. ・外出時の苦痛が増大するため外出の機会が減る可能性がある.	・Aさんの受診時には長男の妻が付き添っている. ・長男の妻はAさんのことが心配で, 夜間に時々様子を見に行っている.	・現在の歩行状況とAさんの自宅の配置などの状況の把握が必要である. ・どのようなときに呼吸苦が出現するのかを把握し, 症状マネジメントを行うことが求められる. 呼吸状態に合わせた酸素量調整などの工夫や活動と休息の工夫が必要となる. ・介護者となる長男の妻に負担が集中しないような介護体制を整えることが必要となる.
孤立と社会的相互作用のバランスの維持	・自宅で野菜を作ることを趣味にしてきた. 1人で外出する機会はなくなっており, 家族との関係は良好であるが, もともと1人で過ごす時間が多かった. ・活動に伴う呼吸苦や酸素への抵抗感がある.	・Aさん, 長男家族は同居しているものの, 生活に関してはある程度の距離を置いてそれぞれのペースを大切にしている.	・酸素をつけることへの抵抗や羞恥心があるため, 外出する機会が減るのではないか. ・長男家族は, Aさんの介護のために学校行事への参加や子どもと過ごす時間などが減る可能性がある.

生命・機能・安寧に対する危険の予測の予防	・酸素をつけることへの抵抗感が強く，必要時に適切に使用されない可能性がある．また不安や混乱が強い． ・酸素の必要性をどこまで理解し認識しているか． ・誤嚥によって呼吸状態が悪化する可能性があるが，自覚症状がなく現在のままでは予防行動に移せない．	・長男家族が，月に1回の病院受診に連れて行っている．長男家族が受診行動へつなげている． ・長男家族が酸素の管理や，酸素導入後の生活を十分にイメージし認識できていないことも予測される． ・Aさんの状態悪化に気付く必要がある．	・日常生活におけるAさんの症状マネジメントを家族と共有して行う必要がある．Aさんの状態悪化の見極め，受診の必要性の見極め，緊急連絡先の把握など． ・Aさん，家族が酸素の取り扱いや管理がどこまでできるかアセスメントが必要である． ・酸素使用についてAさんの不安が強いため，家族で理解しておく必要がある． ・ボンベの取り扱いや火気の取り扱いなど，Aさん1人での対処は困難であり家族の協力が不可欠である．
正常な家族の維持	・これまで自立した生活を送っていた．長男や長男の妻に迷惑をかけたくないと思っている．遠慮や気兼ねをしている．	・Aさんのことを心配し，在宅での生活を継続させてあげたいという思いがある．長男の妻が身の回りの支援をしている．	・家族は自分たちの生活を調整しながら，Aさんが1人では困難となるセルフケアを支援する必要がある． ・家族発達の側面から子どもの社会化を促し学業に励むことができるように，子どものセルフケアを支援する必要がある．子どもの健康問題にも留意し生活を営むことが求められる．

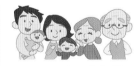

知　識
・健康な家庭生活を維持するために必要な知識や方法などの情報を，専門職などから得る力
・得た情報を理解して，実際に活用できる力
・情報を探索し，活用する力
・家族の問題が生じた場合，なぜそのような問題が起こったのかを理解する力　など

判断力
・どのようなセルフケア行動が必要であるかを判断したり，問題の優先度を的確に見極め判断したりする力
・適切な対処方法を考え選択し，決定する力
・外部の人的・物的資源を調整する力
・健康問題に関わる事柄に対して，柔軟に対応し適応していく力　など

家族のセルフケア能力

実行力
・知識を活用して健康的な行動を実際に行うことができる実行力
・家族のセルフケア行動をモニタリングしながら継続する力
・これまでの家族のありようを見つめ，自分たちに適切な家族のセルフケア行動を創造していく力　など

図 4.1-3●家族のセルフケア能力

家族のセルフケア能力は，家族員個々のセルフケア能力と家族システムとしてのセルフケア能力を統合したものであり，相乗効果のもとに発揮される能力として，家族のセルフケア行動を遂行する原動力としてとらえることができる．

3 家族のセルフケアを支援するアプローチ

　家族のセルフケアの支援は，療養者の病状の変化や家族の病気のとらえ，情緒的反応，家族のニーズ，生活への影響などによってアプローチの方向性が異なる．看護者として，常に家族の体験をとらえながら，個人，家族全体，地域に目を向けながら，七つの家族のセルフケアの領域，家族発達から支援のあり方を検討していく必要がある．

　家族のセルフケアの支援においては，家族のもつセルフケア能力を高めながら，家族のセルフケア行動を強化していくよう家族員，そして家族全体に働きかけていく．

1）家族のセルフケアの支援の視点

十分な空気・水分摂取を維持するセルフケア行動を支援する

　家族が十分で健康的な空気と水分摂取を維持できるよう支援する．具体的に適切な換気や湿度・温度などが保たれる環境整備や，病気により呼吸管理が必要な家族に対して在宅酸素療法の管理方法の知識・技術の提供などの教育的支援を行う．飲み水の安全確保や脱水予防の水分管理など，生きていくために不可欠な空気，水を快適に保つための行動，例えば，喘息のある家族員をもつ家族に対して，掃除の励行や室内の換気，空気の清浄化を行うことを助言する．新生児や高齢者のいる家族では脱水を起こさないように水分管理を支援するなど，家族が意識的に十分で健康的な空気と水分を維持できるよう支援する．

十分な食物摂取を維持するセルフケア行動を支援する

　家族が食生活・栄養について関心をもち，健康的な食生活を維持できるよう支援する．具体的に，栄養バランスのとれた食事摂取を行うために栄養に関する知識の提供や，食材選び，献立，食事の準備などについて助言する．食事療法が必要な家族に対しては，食事療法に関する知識の提供や主体的に家族が食生活において行動変容できるよう動機付けを強化しながら支援する．

適切な排泄，清潔を維持するセルフケア行動を支援する

　家族が日常生活において自ら衛生管理を行うことができるよう支援する．歯磨き，身だしなみ，入浴，排泄などの生活行動について，機能障害に合わせた方法を教えるなど，生活習慣の自立に向けて取り組む家族への支援を行う．また，排泄に関わる行動をアセスメントし，適切な排泄コントロールができるよう支援する．自力で排泄行為ができなくなった家族員をもつ家族に対して，排泄介助や排泄環境の整備，排泄ケアを組み込んだ生活時間の調整などの支援を行う．

活動と休息のバランスを維持するセルフケア行動を支援する

　家族自身が，活動と休息のバランスを維持できるよう支援する．規則正しい生活リズムを保てる

ように助言し，十分な睡眠と適度な運動を促したり，家族でくつろぐ時間を設けたりできるよう支援する．また，介護を担う家族に対しては，家族の疲れやストレスなどを見極め，休息のとり方などへの助言を行ったり，介護分担し，家族として休息のバランスを保てるよう支え，リラックスできる時間や余裕がもてるように支援する．

孤立と社会的相互作用のバランスを維持するセルフケア行動を支援する

家族員の個別の生活を守るとともに，家族として相互作用をもちながら個人生活と家族生活の間のバランスを維持できるよう支援する．また，社会とのつながりがもてるよう，家族自身が社会との関係性を意識し，近隣や地域の人々との交流を支えたり，家族で地域活動に参加することを促したりして，家族と地域とのつながりが保てるよう支援する．

生命・機能・安寧に対する危険を予防するセルフケア行動を支援する

家族自身で病気を予防するための保健行動をとることができるよう支援する．普段から病気に備え，定期健診や体力づくりなどの保健予防活動を行ったり，健康に関する意識を高め，適切な保健行動をとったりすることを支援する．また，家族員が病気になった場合には，病気についての理解を促したり，日々の病気管理を行うために必要な知識や技術を伝えたりして，家族が自己管理していくことを支える．そして介護を担う介護者が自らの健康に留意していけるよう意識的に声掛けし，健康管理への助言を行う．

正常な家族生活を維持するセルフケア行動を支援する

家族の歴史を踏まえ，家族にとっての「普通の生活」が維持できるよう支える．何らかの健康問題に直面した家族に対して，家族が生活する中で，どのような価値観や考え方を重視してきたのか，生活の中で大切にしているものは何か，どのようなことを生活信条にしているか，などを把握し，家族とともに対策を考え，問題に柔軟に対応し生活を営んでいけるよう支援する．また，介護が必要になった家族に対しては，家族が家族内の力を凝集したり，柔軟化させたりしながら，互いの生活調整を図り協力し合って介護体制を組んで生活に組み込んでいくなど，その家族らしい生活を保つことができるよう支援する．

2）事例で考えよう

Aさん家族の事例について，Aさん家族のアセスメントをもとに，家族のセルフケアの支援について考える（図4.1-4）．Aさん家族の支援の方向性として，「家族員それぞれが抱える不安や気持ちの揺れを最小限にして，家族が大切にしている価値観や日常を尊重しながらセルフケアへの支援を行い，在宅酸素療法の導入という新たな療養行動を組み入れた家族の生活の再構築を支援する」ということが挙げられる．

十分な空気・水分摂取の維持

Aさんの呼吸管理に必要な症状マネジメントや在宅酸素療法の管理方法について，知識や技術を得ることが必要となる．家族の心の揺れや準備性に配慮しながら，疾患や在宅酸素療法についての

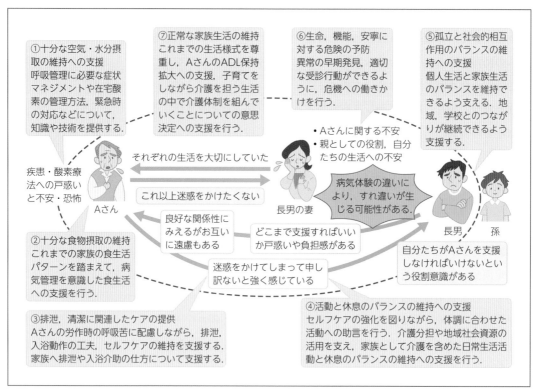

図 4.1-4●Aさん家族と支援の全体像

理解を促すよう知識や情報を提供する．具体的には，在宅酸素療法の治療や器械などの使用方法，使用時の火気取り扱いなどの注意点を踏まえた環境整備について，理解度に合わせながら説明する．疾患については，不可逆性の慢性疾患であること，徐々に進行し合併症が出現する可能性があること，それが進行することにより生じる問題などについて説明し，家族自身が病気とうまく付き合っていくことができるよう支援していく．適切な受診行動がとれるよう，症状の観察方法や緊急時の対応について助言し，共有しておく．また，今後酸素療法を継続していくために何が必要か，家族はどのようなことに注意し見守っていくことが必要か，いつ，誰がどのように援助に入るかを社会的資源の活用も含めて具体的に考えられるように支援する．

十分な食物摂取の維持

活動量が減り，食欲，栄養状態の低下や，体重増から呼吸困難を増強させる可能性があるため，適正体重を保つように，これまでの家族の食事パターンを把握し，それを生かしながらバランスのとれた食事をとることができるよう助言する．Aさんの高血圧のこと，孫もいることも考慮し，これまでの食事内容などを長男の妻とともに振り返りながら，そのままでいいところ，変更したほうがよいところなど，負担を考慮しながら病気管理を意識した食生活への支援を行う．一方，Aさんの食欲がないときや，息切れがあり食べられないときの具体的な食事メニューを共に考えたり，必

要時に栄養指導を受けたりできるよう連携する.

排泄過程，排泄，清潔に関連したケアの提供

できるだけ排泄行為が自立できるように，Ａさんの労作時の呼吸苦についてアセスメントしながら，セルフケアの維持を支援する．労作時の酸素量調整などを行いながら，呼吸状態に合わせたトイレ動作の工夫，入浴時の配慮への助言を行う．Ａさんの病状の変化に伴い，トイレや入浴介助の必要も生じる可能性があるため，今後，Ａさんの清潔行動や排泄に関わる行動をアセスメントするとともに，介助の仕方を助言したり，社会資源の活用などについて話し合ったりするなど，排泄環境，入浴環境を整えていけるよう継続的に支援する．夜間排泄ケアが必要になると，介護者である長男の妻の睡眠時間にも影響が出るため，今後の家族の生活への影響を予測し，見極めながら適宜，支援を行っていく．

活動と休息のバランスの維持

Ａさんは，息切れや呼吸苦，人前に出ることへの抵抗などから活動量が低下し，それによって食欲低下や体重減少を招き，体力が低下するという悪循環が生じることも予測される．Ａさんのセルフケアの強化を図りながら，体調に合わせて自宅で可能な活動について助言する．Ａさんの祖父としての役割を保持し，家族なりのペースや方法で，活動する機会を考えられるよう促す．また，長男の妻に負担がかからないように，夫婦での役割分担や，適宜介護分担や地域社会資源の活用を支え，家族として介護を含めた日常生活活動と休息のバランスが保てるよう支援する．

孤立と社会的相互作用のバランスの維持

これまでの家族の生活や家族員間の心理的距離が保たれるよう，また，Ａさんの日常生活動作（activities of daily living：ADL）の低下を防ぐためにも，Ａさんにとって助けを得る必要がある生活行動を整理する．長男家族からの支援がＡさんにとって抵抗を感じない範囲とするなど，家族内の相互作用に配慮しながら，これまでの個人生活と家族生活の間のバランスを維持できるよう支える．

Ａさんが酸素療法を行うようになったことで，地域活動への参加に戸惑い，地域とのつながりが狭小化することが予測される．これまでの近隣や地域の人とのつながりが継続できるよう，家族ぐるみの参加を助言するなど，社会とのつながりを促す．

孫の成長発達に合わせて，長男の妻が必要な学校行事へ参加し，子どもと関わり，家族だんらんの時間をもつことの大切さを伝え，これまでの付き合いや学校とのつながりができる限り継続できるよう支援する．

生命・機能・安寧に対する危険の予防

Ａさん家族はそれぞれが，病気や在宅での病気管理，日常生活への不安や混乱，恐怖心などを抱えている．在宅移行に向けてＡさんや家族の心の揺れや思いを理解し，情緒的支援を行いながら，Ａさんの現在の病状やセルフケアの状況，今後の症状経過の予測，必要な療養行動，症状悪化の判断や受診の見極め方，緊急時の対応方法などについて説明し，家族としてどのように対応できるか

を共に整理し，明確化することを支援する．その上で，具体的な対応策を検討し，家族が意思決定できるよう支援していく．

また，呼吸苦は死を連想させ，命に直結する危機状況を引き起こす可能性があるため，家族の理解度や心的準備性を把握しながら医学的知識を提供し，異常の早期発見，適切な受診行動がとれるよう支援するなど，危機への働きかけを行う．停電や災害時には酸素ボンベに切り替えるなど，非常時の対応について説明しておく．

正常な家族生活の維持

家族のこれまでの生活様式を尊重し，これからどのような介護体制を組んでいくのか，在宅酸素療法を家族の生活にどのように組み込んでいくかなど，家族で話し合いの場をもち意思決定していくことを支援する．

Aさんがこれまでの生活を維持できるように，ADLの保持拡大を支援する．歩行練習などのリハビリテーションを進め，情緒的支援を行いながら自己効力感を高め，自分でできるセルフケアを強化する．Aさんの自宅環境や自宅での行動範囲を把握しながら，労作時の酸素量調整の工夫など，課題となることを整理し，助言を行う．在宅酸素療法を行いながらもこれまで通りの役割を果たし，可能な範囲で生活スタイルを維持できるよう支える．

食事の工夫や，火気の取り扱い，酸素の管理など，Aさんが1人でできないことを共に整理し，家族がどう支援できるか考える．長男家族の生活を大切にしながら，負担が最小限となる方法を見いだす．

学童期の孫の社会化，成長発達を支えていく家族の役割も果たすことができるよう，長男家族の生活を大切にすることも重要であることを伝えるようにする．

Aさん，長男家族がそれぞれにこれまで大切にしてきた生活様式ややり方を聞きながら，尊重し，それらを取り入れながら，介護を組み入れた家族生活の工夫を共に考える．

病気や障害などの健康問題が生じた場合，家族は健康問題に伴う新たなセルフケア行動が求められるようになる．看護者として，家族自身がセルフケア能力とセルフケア行動のバランスを保ち，必要なセルフケア行動を行っていくことができるよう家族員，家族全体に働きかけ，家族のセルフケアを支援していくことが重要である．そして家族全体で意思疎通を図りながら，主体的に家族のセルフケアに取り組んでいけるよう支援することが大切である．

>> 引用・参考文献

1）宮田留理．家族看護学の理解 家族（対象）理解 家族の保健機能としてのセルフケア能力．看護技術．1994, 40(14), p.1449-1453.
2）野嶋佐由美監修．中野綾美編．家族エンパワーメントをもたらす看護実践．へるす出版，2005.
3）前掲書2), p78-79.
4）池添志乃ほか．家族のセルフケア．臨床看護．1999, 25(12), p.1777-1782.
5）ドロセア E. オレム．オレム看護論：看護実践における基本概念．小野寺杜紀訳．第4版，医学書院，2005, p.41-42.
6）前掲書5), p74.

家族の役割調整

　社会の中で，人は何らかの役割を担い，役割を果たすことによって生活を営んでいる．家族においては，家族員それぞれが何らかの役割を担い，家族として機能している．家族員数の減少や家族員の健康問題などにより家族システムが変化した場合，これまでその家族員が担っていた役割を調整する必要がある．家族の役割が適切に遂行されない場合，**家族機能**が低下することになるため，家族の役割をアセスメントし役割調整を行うことは，重要な看護アプローチの一つである．

　家族の役割調整を行うためには，基盤となる理論を理解することが大切である．

1 家族役割理論の考え方

　家族役割理論は，役割理論を基盤に発展した理論である．役割理論の考え方は，社会学や文化人類学の立場と社会心理学の立場の二つからなる．前者は，社会の在り方から個人の役割をとらえるもので，リントン（Linton）らが提唱したものである．後者は，個人の役割から社会をとらえるもので，ミード（Mead）らが提唱したものである．両者とも，社会の中で個人が生きていくためには，個人が担っている役割を果たさなければならないという考えに基づいている．

　家族役割理論は，個人ではなく，社会の最小システムである家族に焦点を当て，役割について論じたものである．

1）役　割

　役割とは，ある特定の立場にある人に期待されている行動をいい，その行動はある程度社会的に均一である．例えば，母親には，母親として期待されている行動がある．それを母親役割といい，その役割は育児，家事などを指す．また，家族の中では，家族員1人に対し複数の立場があり，それぞれに期待されている複数の役割を担っている．母親は，妻であり，親であるため，妻役割，母親役割を担っている．

　役割は，社会からの期待や**役割モデル**[※1]との関わりにより**役割規定**[※2]となって提示され，個人のパーソナリティや能力に応じて，**役割行動**となって表れる．つまり，役割は，家族が属している社会や文化の影響を受け，時代とともに変化していく．**役割期待**に沿って役割を遂行できない場合は，**役割緊張**[※3]状態となる．この役割緊張は，役割期待の理解不足，役割についての知識や技術の不足，役割に関する共通認識の不足，**役割葛藤**，**役割過重**によって引き起こされる．役割葛藤には，役割内葛藤と役割間葛藤がある．役割内葛藤とは担っている役割が相反するときに生じる．例えば，小さな子どもを養育する母親が病気になり入院した場合などに葛藤が生じる．役割間葛藤と

※1 役割モデル：役割の行動規範となる人．
※2 役割規定：その役割に関する適切な行動や責任，義務．
※3 役割緊張：役割遂行が困難になり，役割遂行者の心理と相互作用そのものに緊張が生じること．

は，担っている複数の役割が同時に遂行不可能である場合に生じる．例えば，兼業主婦が仕事上のキャリアアップを望み，残業が多くなると，家事役割が十分に遂行できないという場合に生じる．また，役割過重は，多くの役割を担い役割遂行の負担が大きい場合をいう．例えば，働いている母親に母親役割，労働役割，妻役割などの多くの役割があり，役割期待に沿うような役割を遂行できない場合などである．

役割は，家族員との相互作用の中で遂行されているため，お互いの役割を分離してとらえることはできない．例えば，養育される子どもと養育する母親は，相手の反応に応じ役割を遂行しており，役割遂行に影響を及ぼしている．これを役割相補性という．また，一つの役割を複数の家族員で担うことを役割共有という．

役割には一般的に，地位に付随した役割と，表面化していないが家族員が潜在的に担っている役割がある．家族員は家族の中で，批判的な役割や対立を和らげる役割など，地位に期待されている行動以外の役割を担っている．この役割は明確ではなく，家族および本人も気が付いていない場合もある．

2）役割移行

役割移行とは，何らかの家族システムの変化に応じて生じる，**役割取得**，**役割喪失**のことである．ある家族員が担っていた役割を遂行できなくなった場合，役割喪失となる．その役割が継続して必要な場合は，ほかの家族員がその役割を取得する，または代替の新たな役割を取得する必要がある．家族機能の維持のためには，役割移行を円滑に行うことが重要である．

役割移行には，大きく分けて**発達的移行**と**状況的移行**がある．発達的移行は，家族発達周期に応じて発生する役割移行である．例えば，養育期では夫婦の二者関係から親子の三者関係へとシステムが変化し，それに伴って新たに親役割を取得するといった役割移行が生じる．状況的移行は，家族の状況の変化に応じて発生する役割移行である．家族員の健康状態の変化や，家族員の減少による役割移行などがある．例えば，母親が入院すると，母親は担っていた家事役割を喪失して病者役割を取得し，母親が担っていた家事役割はほかの家族員が取得することになる．

家族社会学者であるタナー(Tanner)は，社会の維持・存続のためには家族が担っている家族役割を適切に果たす必要があり，家族役割を適切に果たすということは，家族機能が適切に維持されるだけではなく，家族員それぞれが適切に機能していることを意味すると説いた．家族機能は，それぞれの家族員に課せられた役割や役割遂行の程度に影響を受けるため，家族機能をアセスメントするためには，家族役割について十分に把握する必要がある．

2　家族の役割関係についてのアセスメント

家族員は家族の中で，おのおのが家族内の役割を担い遂行することによって，家族機能を維持し，生活している．家族役割は，社会や時代的な背景による役割期待の影響を受け，流動的な側面

表 4.2-1 ● 家族の役割関係のアセスメント項目

アセスメント項目	具体的内容
役割分担	家族はどのように役割分担をしているか
役割過重	家族員に役割過重は生じていないか
役割期待	役割期待は明確になっているか
役割葛藤	家族員に役割葛藤は生じていないか
不足している役割	不足している役割行動はあるか
役割移行	家族の役割移行は柔軟に行われているか

もあるため，社会的・文化的な役割期待を把握し，役割期待と役割行動のずれや役割葛藤について
も確認する．また，家族役割は，家族形態，家族の発達周期，役割モデルや状況に応じて変化する
ため，家族の発達段階や家族員の健康問題などについてアセスメントする．

　家族の役割関係のアセスメント項目については，表 4.2-1 に示す通りである．

　家族の役割関係のアセスメントは，まず，家族にはどのような役割があり，どのように役割分担
をしているか，家族員の個々の役割について把握することから始まる．その上で，役割分担が偏っ
ていないか，役割過重は生じていないかについてアセスメントを行う．さらに，家族の発達段階や
状況に応じて，不足している役割や新たに必要な役割はないか，役割移行は柔軟に行われているか
を確認する．役割遂行が適切でない場合には，その原因についてアセスメントを行う．

3　家族の役割調整を支援するアプローチ

　家族の発達周期に応じて，新たな役割が必要となった場合や，家族員が健康問題に伴い担ってい
る役割を遂行できなくなった場合，家族機能が一時的に低下する．家族員がこれまで担っていた役
割を変更・移行したり，新たな役割を取得したりするなどし，家族機能を回復・維持できるように
支援することが大切である．家族の役割調整には，表 4.2-2 に示すような具体的内容が含まれる．

1）役割を明確にする

　家族の発達段階や状況が変化すると，家族全体が混沌とした状況になる．しかし，それは役割移
行が必要な状況であるため，まずは必要な役割を検討し，役割期待に影響を及ぼす家族の**価値観**や
社会規範を把握する．その上で，家族がもっている役割期待を明確にし，誰がどのように役割遂行
するのかについて決定する．

新たに必要とされる役割を明確にする

　家族の発達段階の変化や家族員の健康問題によって生じる，新たに必要な役割を明確にする．ま
た，家族員が担えなくなった役割についても，継続して必要であるか否かについて検討する．例え
ば，養育期の母親が入院した場合，母親が担っていた役割のうち，継続して必要な役割と，中断し
てよい役割，新たに必要となる役割について検討する．子どもの養育役割は継続して必要，子供会

表 4.2-2●家族の役割調整を支援するアプローチ

役割調整を支援するアプローチ	具体的内容
役割を明確にする	・新たに必要とされる役割を明確にする ・家族の価値観や社会規範を明確にする ・家族員の役割期待を明確にする ・新たな役割内容を明確にする
役割を調整する	・家庭内での役割相補性と役割共有を促進する ・役割葛藤を減少する
役割移行を促進する	・役割モデルの提示や技術・知識を提供する ・役割遂行の意欲を高める
役割遂行に対する肯定的フィードバックを行う	
役割遂行後のモニタリングを行う	

などの地域の役割は担当者不在のため中断，入院中の母親への面会・看護といった役割を新たに追加することとなる．

家族の価値観や社会規範を明確にする

新しい役割をどのように遂行していくのかについては，家族の価値観や社会規範によって影響を受けるため，その役割に関連した家族の価値観や所属している社会の規範について把握する．例えば，他者の介入を嫌い，家族一丸となって解決することに価値を置いている家族は，外部からのサポートを受け入れにくい状況にある．また，両親の介護は子どもがするべきと考え，施設入所に対する偏見をもっている地域もある．このような状況下では，適切な介入が受け入れられない場合があるため，家族の価値観や社会規範についてアセスメントする必要がある．

家族員の役割期待を明確にする

家族員が個々にもっている役割期待や役割についての考えを把握した上で，一致している点や相違している点を明確にする．相違点については，役割遂行による影響をアセスメントし，歩み寄りや補える方法について検討する．例えば，養育期の家族において，母親が求める父親役割と父親が認識している父親役割が違っている場合，父親役割を遂行したとしても，母親は役割遂行を認めることはできない．まずは，両者の考える役割を明確にし，相違している部分について，誰がどのように行うのか検討する必要がある．

新たな役割内容を明確にする

新しい役割についての内容や方法，必要な技術や知識を明確にし，新たな**役割遂行者**が役割を遂行できるようにする．役割遂行者のパーソナリティや能力に応じ，適切な方法や内容であるかを検討する．例えば，家族員に介護が必要となった場合，どのような役割が新たに必要となるのか，誰が役割を担うのかを検討し，技術や知識についての教育を行い，介護を担えるようにする．この場合，介護者の知識レベルや介護力などによって，実施可能な内容を提示することが重要である．

2）役割を調整する

　家族の発達段階や状況の変化によって生じた新たな役割を明確にした上で役割移行が行われるが，この際に，役割遂行者に役割葛藤や役割過重が起こる可能性がある．役割移行が柔軟に行われるよう，役割調整を行う．具体的には，新たな役割遂行者に対し，役割内容に関する知識や技術教育を行い，役割取得を促進する．同時に，これまで担っていた役割が遂行できなくなった家族員に対しては，役割喪失に対する思いを傾聴し，情緒的支援を行う．また，新たな役割の遂行によって，これまで担っていた役割との両立ができているか，家族員の役割過重が生じて負担が増えていないかなどをアセスメントし，役割を調整する．

家族内での役割相補性と役割共有を促進する

　役割遂行者の役割認知と家族員からの役割期待が一致していない場合は，役割遂行の際に役割葛藤を生じ，役割が適切に遂行されない可能性がある．お互いの役割期待のずれについて，家族で話し合い，お互いに譲歩し，役割規定を調整できるよう支援する．また，役割は相互に影響しているため，役割相補性が欠如している場合は，お互いの役割を見直し，補い合えるよう調整することが大切である．例えば，介護役割に関して，被介護者が ADL 以上に介護を求め，介護者の負担が大きい場合は，ADL に応じ介護内容を見直し，介護者の負担を軽減するなどの調整が必要である．また，特定の家族員に役割過重がみられる場合は，複数の家族員で一つの役割を担うなど，役割共有できるよう支援する．

役割葛藤を軽減する

　役割遂行の際には，役割内葛藤や役割間葛藤を起こすことがある．役割内葛藤の場合，両者の役割内容を見直し，役割内容や役割期待を修正できるよう支援する．役割間葛藤の場合，役割葛藤を起こしている役割を見直し，役割移行や役割共有できるよう支援する．また，役割葛藤の生じている役割について，内容や方法を見直し，修正し，役割葛藤を軽減できるよう支援する．例えば，養育期の母親が入院すると，母親役割と病者役割の両方を遂行することができなくなる．このような場合には，母親役割を他者と共有し，直接的な養育はほかの家族員に役割を移行し，情緒的支援を担うなどの役割内容の調整を行う．また，思春期の子どもと母親の関わりでは，両者の役割期待にずれが生じ，葛藤が生じる場合があるため，思春期の子どもの特徴を踏まえ，役割内容，役割期待を見直し，役割葛藤を軽減することが大切である．

3）役割移行を促進する

　役割移行を円滑に進めるためには，役割遂行者が新たな役割を習得できるよう支援し，継続的に役割を遂行できるようにする．

役割モデルの提示や技術・知識を提供する

　家族員が新しい役割を遂行するためには，役割遂行に必要な技術や知識を習得しなければならない．具体的には，**役割モデル**の提示や役割に関する技術・知識についての指導・教育を行う．原家

族や地域社会の在り方も把握した上で，看護者として必要な知識，技術を提供する．例えば，子どもが誕生した家族に対して，両親学級や新生児訪問，健康診査などを通して親役割を獲得できるよう支援する．育児などは原家族から伝承される部分も大きいため，適切な役割モデルが身近にいるかなどをアセスメントし，役割モデルがいない場合は看護者が役割モデルとなることも有効である．

役割遂行の意欲を高める

家族員が役割の必要性を理解し，役割遂行の意欲を高められるよう支援する．さらに，役割遂行者が「できる」という自己肯定感をもてるよう支援し，モチベーションを高めることも効果的である．役割に対して必要性を感じていない場合，継続して行うことは困難である．家族にとっての役割の必要性を説明し，役割遂行結果を提示し，できていることを認め，役割継続意欲を高められるよう支援する．例えば，出産後，親役割遂行に不安の強い家族に対し，子どもが順調に成長・発達している姿を提示し，親役割が十分に遂行できていることを認めるなどし，親としての自己肯定感を高められるよう支援する．

4) 役割遂行に対する肯定的フィードバックを行う

新たな役割が取得され，継続的に役割遂行されるためには，賞賛や慰労，感謝など，役割遂行に対する報酬が必要である．家族員が相互に感謝や慰労などのコミュニケーションがとれるように支援する．

5) 役割遂行後のモニタリングを行う

新しく取得された役割が継続的に遂行されているかモニタリングし，適宜，役割調整を行う．家族システムは，社会や時間の経過によって変化し，それに伴い役割期待や役割内容も変化する．家族員に役割葛藤や役割過重が生じていないかモニタリングし，適宜，変化に応じて役割を調整する．例えば，子どもの成長に伴い，養育内容は増加し，親役割内容も増えていく．それに伴ってこれまで担っていたほかの役割を遂行できなくなる可能性がある．時間的な経過や復職など社会的な変化に応じ，役割を見直し，役割調整を行い，役割が継続して遂行できるよう支援する．

3　家族関係の調整・強化，家族内コミュニケーションの活性化

家族関係や**家族内コミュニケーション**は，家族機能に大いに影響を与える．家族関係には，家族のサブシステムである夫婦関係や親子関係，きょうだい関係などの人間関係や，勢力関係，情緒的関係が複雑に影響し合っている．また，家族のコミュニケーションは，家族の人間関係，勢力関係，情緒的関係を凝集したものである．これらの家族関係の調整・強化，家族内コミュニケーションの活性化は，家族機能の向上・維持のために大変重要な看護アプローチの一つである．家族関係の調整・強化，家族内コミュニケーションの活性化を理解するためには，理論的基盤を理解することが大切である．

1　家族関係論，家族コミュニケーション論の考え方

1）家族関係論

　家族関係論は，**シンボリック相互作用論**を基に発展した理論である．シンボリック相互作用論は，**社会的現象**を，言語に代表される**シンボル**※を媒介とした**社会相互作用**からとらえたものである．家族関係論では，大きく三つの考え方に基づいている．一つ目は，家族はシンボルのやりとりを通して関係を構築しているという考え，二つ目は，家族のシンボルは家族の中で解釈され展開されるという考え，三つ目は，家族関係は社会からの相互作用の中で解釈され，展開され，評価されるという考えである．

　家族員は，シンボルを解釈し相互作用しており，家族はこの相互作用によって力動的に変化している．家族を理解するためには，家族のシンボルを個々の家族員がどのように解釈しているかについて理解することが重要である．家族内で共有化されているシンボルが多いほど，良好な相互作用を展開することができるといえる．また，家族としての行動は，家族員の行動の寄せ集めではなく，相互作用によって解釈され，展開され，評価されたものである．家族関係を理解するためには，シンボルと家族の中での意味づけ，解釈に注目することが重要である．

　健全な家族関係としては，夫婦関係・世代境界の確立と維持，性役割の保持の視点が挙げられている．夫婦関係では，**相補性**と**相互補完性**に基づいた関係性が健康である．相補性とは，双方がお互いを認め合っている相対する関係性で，例えば，夫が支配的，妻が従属的な関係の場合などである．また，相互補完性とは，状況に応じ対応できる関係性で，対等な関係や相補的な関係を柔軟に交代できる場合をいう．また，父母世代と子ども世代との間に明確な境界があること（世代間境界の確立と維持），夫婦の性別に結び付いた役割が保たれていることも健康な家族として機能するためには重要である．

2）家族コミュニケーション論

　家族コミュニケーション論は，**コミュニケーション理論**を基に発展した理論である．コミュニケーション理論では，コミュニケーションの5原則を提示している．一つ目は，人間のすべての行動はコミュニケーションであり，コミュニケーションを行わないことは不可能である，二つ目は，コミュニケーションでは情報と内容だけでなく，指示も伝達される，三つ目は，コミュニケーションは直線的ではなく円環的な因果関係として示される，四つ目は，コミュニケーションにはデジタル（言語）とアナログ（非言語）の二つのコミュニケーションがある，五つ目は重複の原理で，コミュニケーションは一定範囲内で繰り返しながら相互に関係し合っている，という考えである．

　家族内のコミュニケーションは，家族の機能に影響をもたらす．家族機能が有効に働いている家

※シンボル：記号のうち，人間による意味付けを担うもの．

族は，特徴的なコミュニケーションパターンを有している．このパターンとは，家族員の個性を認め，価値観などの相違による批判を最小限にし，お互いの相違を受容することである．これらのコミュニケーションパターンをとることによって，健康的な家族として成長する．

2　家族関係および家族内コミュニケーションのアセスメント

　家族関係および家族内コミュニケーションのアセスメント項目は，表4.3-1に示す通りである．家族関係や家族内コミュニケーションは，家族員の言動を観察し，その関係性やパターンについて，多角的にアセスメントする．まずは，夫婦関係や親子関係などのサブシステムをアセスメントし，それらを統合して家族全体の関係性についてアセスメントを行う．先入観をもたずに，アセスメントを行う．

3　家族関係の調整・強化, 家族内コミュニケーションの活性化を支援するアプローチ

　家族の発達的変化や家族の健康問題により，新たな課題や問題が顕在化し，家族関係の検討や調整が必要となる．家族員が病気になると，家族に新たな課題が生じ，その課題達成のためには，これまでの夫婦関係や家族関係では対応できないことがある．例えば，あまりコミュニケーションを取らなくてもわかり合えていた夫婦であっても，子どもの入院という大きな問題に直面すると，十分な話し合いや，お互いの労をねぎらうといった対応が必要となり，これまでの関係性のままでは，お互いを支え合うことができないことがある．家族が，家族関係の修正の必要性を認識し，より良い関係性へ再構築できるよう支援する．

　家族関係の調整・強化, 家族内コミュニケーションの活性化を支援するアプローチについては，

表 4.3-1 ●家族関係および家族内コミュニケーションのアセスメント項目

アセスメント項目	具体的内容
家族関係	・家族員はお互いをどのように思っているか ・家族員はお互いに支援し合っているか ・家族は何をどの程度一緒に行っているか ・家族員はお互いの感情や思いに敏感であるか ・家族は心配事などを相談し合っているか ・家族は異なった意見や行動を尊重し合っているか ・家族の発達段階に適応した関係であるか ・家族関係を必要に応じて柔軟に変化させてきたか
家族内コミュニケーション	・家族は明確で機能的なコミュニケーションであるか ・家族はメッセージを明確に伝えているか ・家族員は意見や感情を表明できているか ・家族のコミュニケーションは適切で思いやりのあるフィードバックがされているか ・家族のコミュニケーションは否定的，攻撃的ではないか ・家族のコミュニケーションは一方的ではなく，相補的であるか

表4.3-2に示す通りである．家族関係の円滑化のためには，コミュニケーションの場や機会を増やし，家族内の情緒的交流を促進することが大切である．また，家族のコミュニケーションをアセスメントし，ゆがんでいるコミュニケーションパターンを修正し，機能的なコミュニケーションがとれるよう支援する．

　家族関係の調整は容易ではないが，家族は情緒的な絆によって存在しているため，家族の関係性の調整・強化により家族がエンパワーできるよう支援することが重要である．

家族交流の機会や場を設定する

　家族の関係性は，情緒的な交流の過程で育まれるため，家族が情緒的に交流できる機会や場を作り出せるよう支援する．家族関係の調整のためには，家族が交流の場をもてるように働きかけ，場合によっては看護者が交流の場を提供し，交流を活性化させる．例えば，入院している場合は，病棟行事や季節のイベント，誕生日会などを開催し，家族の面会機会を増やす．大部屋の場合は，家族だけでくつろげる面談室や個室の提供などを行う．また，時間的制約のある家族に対しては，面会時間なども考慮し，家族に負担のない方法で交流を促す．

家族員相互のニーズに対する感受性を高める

　家族の**ニーズ**を把握するためには，家族員それぞれがもっているニーズを相互に認識できるように，個々の感受性を高める必要がある．家族員のニーズを把握した上で，家族としてどうあるべきか話し合うことが家族関係の再構築の出発点となる．家族員が病気になると，病気の家族員は病者の立場から，世話をする家族員は介護者の立場からのみに考えが偏ってしまう．これでは，家族のニーズはバラバラで，集約もできず，意思決定も難しくなる．病気の家族員の思いやほかの家族員の思いについても考えられるように，「患者さんはどう思っているのでしょう」などと，ほかの家族員のニーズや思いについて考えられるような問いかけをするなど，家族員が互いの思いやニーズを把握し，推察できるよう働きかけることが大切である．

家族員の自己表現を促す

　日本では，おもんぱかる文化が根底にあるため，家族の中には，語らなくてもわかり合えているはずといった考えが存在する．家族の発達的変化や状況的変化が起こっている場合，家族員それぞれが明確なコミュニケーションを行い，相手のニーズを把握したうえで，気持ちや考えを表現し合

表4.3-2●家族関係の調整・強化および家族内コミュニケーションの活性化を支援するアプローチ

支援するアプローチ	具体的内容
家族役割の調整・強化	・家族交流の機会や場を設定する ・家族員相互のニーズに対する感受性を高める ・家族員の自己表現を促す ・家族内の第三者として，家族成員の思いやニーズを代弁する ・家族内の葛藤，ニーズ，思いのずれを調整する ・家族員の対人技術を高める

うことが重要である．家族の負担や家族の期待を考え，自分の希望を表出しない家族員もいる．また，家族の勢力関係によって自分の意見を言えない家族員もいるため，家族それぞれの思いが表出されているか確認し，表出を促すような働きかけも必要である．家族が，相互の立場を理解した上で家族のニーズを検討できるよう支援する．

家族内の第三者として，家族員の思いやニーズを代弁する

家族員がお互いに自分のニーズや思いを表現できることが望ましいが，状況的・情緒的に難しい場合は，看護者が**代弁者**となり家族員の思いやニーズを共有できるように支援する．この場合，直接的な代弁者ではなく，家族内の第三者として，「私にはこのように見える」といった間接的な代弁者として関わり，お互いの思いやニーズをありのままに表現できるように促していくことが大切である．

家族内の葛藤，ニーズ，思いのずれを調整する

家族関係に現れる家族員間の葛藤やニーズ，思いのずれを調整し，家族関係を再構築できるよう支援する．家族関係のゆがみによって家族機能は低下するため，家族機能の維持のためには，家族員間の葛藤やニーズ，思いのずれについて，相互認識を図った上で調整する．例えば，嫁姑問題でストレスを抱えていた嫁が姑の介護を担う場合には，なぜ介護しなければならないのかと葛藤や思いのずれを抱えることも少なくない．まずは，思いを傾聴し，共感するなどの支援を行う．姑が嫁の葛藤や思いのずれに気が付けるように，関わっていく．また，夫にも妻の葛藤や思いのずれがあることを伝え，夫からの賞賛やねぎらいなどの情緒的支援を促すことなども重要である．

家族員の対人技術を高める

家族関係は，一時的に構築されるものではなく，長い家族史の中で無意識的に形成されてきたものであるため，修正や調整は簡単にできるものではない．家族関係を修正する場合や，新たな関係性を構築するためには，これまでとは違った新たな対人スキルや方法を用いる必要がある．思春期の子どもは，親の言いつけに対し反抗的な態度で応答する．反抗期の特徴を踏まえ対応を習得し，関わることでお互いにストレスを抱えることなく過ごすことができる．こういう場合には，このように伝えるとよいなど，具体的場面での具体的助言やロールプレイなどを行い，家族が不足している**対人技術**について学んでいけるよう支援する．

▶▶ 引用・参考文献

1) 川上理子．"家族役割についての考え方"．家族エンパワーメントをもたらす看護実践．中野綾美編．野嶋佐由美監修．へるす出版，2005，p.100-103.
2) 前掲書1)，野嶋佐由美．"家族関係に関する理論"．p.118-120.
3) 前掲書1)，野嶋佐由美．"家族コミュニケーションに関する理論"．p.122-126.
4) 前掲書1)，川上理子．"家族役割の調整"．p.163-167.
5) 前掲書1)，野嶋佐由美．"家族関係の調整・強化"．p.168-172.
6) 野嶋佐由美．"家族看護エンパワーメントモデル"．家族看護学．野嶋佐由美ほか編著．中西睦子監修．建帛社，2005，p.14-22.
7) Marilyn M. Friedman．"家族コミュニケーションのパターンとその過程"．家族看護学：理論とアセスメント．野嶋佐由美監訳．へるす出版，1993，p.167-191.
8) 前掲書7)，"家族の役割構造"．p.217-246.

本節では，家族内外から生じる変化，例えば家族の一員の健康問題に直面した家族の主体的な取り組みを**家族対処**ととらえ，家族がさまざまな変化やそれに伴うストレスフルな状況をどのように乗り越えていくかを**家族ストレス対処理論**を用いて理解するとともに，家族の対処能力を強化するための看護援助について考える.

家族ストレス対処理論を用いて家族をとらえることにより，家族が自らの力でストレス状況を乗り越えようとしていることや，家族は病者の資源ではなく，援助を必要としているケアの対象者でもあることに気付くことができる. 看護者は，このような視点をもち，家族が自らの力を発揮して困難な状況を乗り越え，その経験を通して家族が力量を高め，家族のもつ機能を強化，拡大し，成長していくことができるように，家族を援助していくことが重要である.

1 家族ストレス対処理論の考え方

家族ストレス対処理論は，家族内外に生じる変化をストレッサーととらえ，ストレス状況に置かれた家族がその状況をどのようにとらえ，どのような力を活用し，どう乗り越えていくかを明らかにし記述した理論である.

二重 ABCX モデルは，「ストレス源」「ストレス源に対する認知」「既存資源」の三要因が相互に影響し合いつつ危機をもたらす前危機段階と，その危機に対して，家族が適応，または不適応していく過程を後危機段階ととらえ，またそれを対処過程としてとらえている(図 4.4-1).

家族は，ほとんどの場合，単一のストレス源を処理しているわけではない. 例えば，家族の一員が病気に罹患すると同時に，ほかの家族員の出産という発達的移行が起こるなど，複数のストレス源を経験している. したがって，後危機段階においても，前危機段階と同様に，ストレス源の累積 (aA 要因)，家族資源(既存および新規：bB 要因)，ストレス源の累積と既存および新規の家族資源，追加されたストレス源や資源および危機を脱するために何が必要かという評定などすべてに対する認知(cC 要因)という三要素が介在するとしている. そして，発生した危機と最終変数である適応・不適応との間に対処を位置付け，「危機やストレスに対する家族の対処」が，適応のレベルを規定する重要な要素であると述べている.

この二重 ABCX モデルでは，より長期的な視点で，ストレス源が家族にもたらす影響をとらえること，そして，それに対する家族の主体的な取り組みである家族対処を含めた家族の適応に向かおうとする過程を理解することができる.

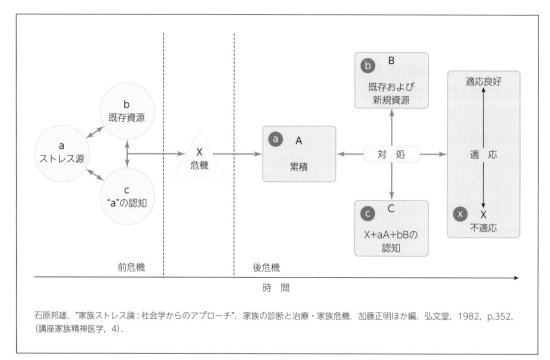

石原邦雄. "家族ストレス論：社会学からのアプローチ". 家族の診断と治療・家族危機. 加藤正明ほか編. 弘文堂, 1982, p.352, （講座家族精神医学, 4）.

図 4.4-1 ●二重 ABCX モデル

2　家族対処

1）家族対処とは

　家族対処は，家族やそのサブシステムが，何らかの出来事によってもたらされたストレスを，緩和したり解決したりするために用いる行動的反応である．すなわち，何らかの困難な状況におかれた家族が，その状況を乗り越えるためにとるさまざまな行動が家族対処である．家族は，過去の家族の経験の中で培われたその家族なりのやりかたで，ストレスを軽減，解決しようと取り組んでおり，それらの方策が現在の状況の中で十分にとれているか，それが効果的であるかが重要である．

2）家族対処の種類

　野嶋ら[4,5,6]は，家族対処をその特徴から**統合的対処**，**方策的対処**，**ノーマリゼーション的対処**，**危機対応対処**の四つに分類している（表 4.4-1）．統合的対処は，家族が一体となって家族内の資源を活用しながら生活の調整・管理を行ったり，家族の凝集性を高め結束して問題に立ち向かったりする行動をいう．方策的対処は，負担を軽減したり現状を打開したりするために，いろいろなことを試みる行動をいう．ノーマリゼーション的対処は，家族ができる限り普通の生活を維持していこうとする行動をいう．危機対応対処は，情緒的に対応できなくなった家族が示す行動をいう．

　また，フリードマン（Friedman）[7]は，家族が用いる対処方策を，家族内を志向する**内的家族対処方策**と，家族外を志向する**外的家族対処方策**の二つに分けて示している．内的家族対処方策とし

表 4.4-1●家族の対処パターンと対処行動（野嶋ら，1994）

対処パターン	対処行動
統合的対処	・知識獲得　・人間的成長　・家族の統合 ・家族生活の調整　・受容　・病者への支持
方策的対処	・いろいろな試み　・身内の支援の活用 ・ストレスの解消　・病者への迎合
ノーマリゼーション的対処	・ノーマリゼーション　・楽観視
危機対応対処	・依存　・社会支援の活用　・攻撃

て，家族の集団信頼，ユーモアの使用，共有の強調・分かち合いの強化，問題の解釈のコントロールあるいは再構成，問題解決への参加，役割の柔軟性を挙げ，外的家族対処方策には，情報の探索や地域社会との連携の強化，サポートシステムを挙げている．

　これらの対処の方策の中の一つだけを用いるのではなく，多彩な方策を用いることがストレスを乗り越えていくためには重要であるといわれている[8]．野嶋らの示している対処行動の中には，病者への迎合，楽観視，依存や攻撃など，医療従事者の立場からみると望ましくないととらえられるような行動が含まれている．しかし，家族対処はストレスの軽減・解消を目的とする行動であるので，一時的であるにせよ，それらの行動が家族のストレスの軽減につながるものであるならば，家族対処行動とみることができる．フリードマンが，「特殊な状況や家族の文脈が具体的にわからない限り，その行動パターンが真に機能的であるかどうかを決定することはできない」[9]と述べているように，家族がとっている行動一つひとつの善しあしを評価するのではなく，それらがその家族の文脈においてどのような意味をもっているのか，また，多彩な行動を用いることができているのかという視点でみることが重要である．

3　家族対処のアセスメント

　ストレスに直面した家族がとる行動に着目し，アセスメントを行う．家族対処の一つひとつの行動そのものの善しあしではなく，直面しているストレスの軽減に効果的なものとなっているか，多彩な方略を用いることができているかをとらえることが重要である．また，あわせて対処の結果，ストレスに対する家族の反応や心身の疲労度などがどのように変化したかについてもアセスメントを行う．

　家族対処は，家族のストレス源，ストレス源に対する家族の認知，家族が有している資源の相互作用から生じるものであるため，これらについてもあわせて検討することが必要である．何がストレス源となっているのか，ストレスの大きさや深刻さ，持続時間など，ストレスをもたらしている出来事についての家族員のとらえ方，個々の家族メンバーおよび集団としての家族，コミュニティのもっている資源などについてアセスメントを行う．

　ここでは，野嶋らによる家族対処行動を取り上げ，それらの対処行動をとっている家族への支援，それらの対処行動を強化，育成する支援という視点からアプローチの方略について述べる．

1）知識の獲得を支援する

　健康問題や治療，療養行動，今後の見通しなどに関する知識や，病者の療養生活を支えていくための具体的な方法に関する知識と技術を家族が身に付けられるように，家族への教育を行う．家族は，適切な知識を獲得することによって，今後起こり得る状況を予測し備えることや状況を適切に認知することが可能になり，ストレス源の衝撃を緩和することにつながる．その際には，家族の準備性を見極めることが重要である．すなわち，家族がもっている身体的，精神的，知的な能力や，家族が価値を置いていること，協力者やサポートをしてくれる人の有無や経済的な状況，情緒的な安定性など，新しいことを学び，取り組んでいくために必要な心身のエネルギーやゆとりが備わっているかを見極めた上で進めることが重要である．また，家族にニーズがあれば，患者会や家族会，セルフヘルプグループなどへの参加を促すことも，家族が必要としている知識や情報を得る手段として有用である．

2）人間的成長を促す

　家族のもつ力は，個々の家族員の力の総和以上であるという家族システムの特性を踏まえると，個々の家族員が成長しさまざまな力を高めることは家族システムとしての力を高めることにつながる．したがって，個々の家族員が自律性を高め，成長できるように支援することは重要である．

　人は，自分で考え，意思決定し，行動することによって自律性を高めることができる．例えば，親の病気を知った子どもが，自分なりに親や家族のためにできることを考え実行するようになるなど，困難な状況の体験を通して成長したというエピソードを聞いたことがあるだろう．このように，家族が置かれている状況を個々の家族員が理解し，その上で家族としての目標や，その達成のために必要な役割を共通理解できるように，それぞれの理解力や立場に合わせて情報を提供したり，教育的に関わったりする．そして，個々の行動の変化やそれが家族に及ぼしている肯定的な影響について家族員が互いに気付けるように，医療者が言語化して伝え，強化していくことも重要である．

3）家族の統合を支援する

　同じ家族でも，個々の家族員の状況の受け止め方や反応，行動は異なる．互いへの気遣いから自分の気持ちを打ち明けられず，それぞれが1人で頑張ろうとすれば家族の統合性は低下し，家族として効果的な対処とはならず，ストレスの緩和には至らない．

　家族が結束し，直面する課題に協力して取り組めるように，家族で話し合う機会をもち，個々の家族員の思いや状況の受け止め方を相互に理解できるようにする．その際，家族の関係性やコミュニケーションの特徴を見極めることが必要である．家族には，家族勢力（ある家族員がほかの家族

員の行動を変える潜在的・実質的な能力)が存在するため，立場や発言力の弱い家族員が十分に自身の感情や考えを表出できているか注意を払い，必要な場合には，立場の弱い家族員の発言を促したり代弁したりすることや，発言力のある家族員の発言を抑え，相互の理解が深まるように働きかける．また，個々の思いや受け止め方は異なって当然であること，病気の家族員を支えたい，家族の生活を安定させたいという目標は同じであることを確認し，その達成のために家族として何ができるかを考えるように促すことも必要である．

4) 家族生活の調整を図ることを支援する

家族は，健康問題と家族生活への影響を緩和するために，家族内の役割を代行したり，生活時間を変更して対応しようとしたりする．

家族が，健康問題に伴う療養行動をそれぞれの生活の中に組み込み，療養行動と日常生活とのバランスを取ることができるように支援する．そのためには，健康問題への対応や病者への支援として必要な事柄を明確にし，病者自身が行えること，家族の代行や協力が必要なこと，それらを実行することで家族の生活パターンや生活時間がどのような影響を受けるのかを家族が理解し，家族内で共有することが必要である．その上で，無理のないやり方で療養行動を実行するために生活の中で何を優先するのか，何をどのように変更するのかを家族で話し合い，決定できるように支援する．また，家族が実行しやすい具体的な方法を習得できるよう，教えることも必要である．家族がそれまでの生活パターンを見直し，病者への支援や健康問題への対応に注力できる体制をつくることができるように支援する．

5) 家族が受容できるように支援する

健康問題やその影響を受容することで，家族は状況を現実的，客観的にとらえられるようになり，状況の意味付けやとるべき行動，あるいはとることができる行動について現実的に検討することが可能になる．

したがって，家族が，家族員の健康問題やその影響を受容できるように支援することが必要である．しかし，健康問題が家族にもたらす衝撃は大きく，それを受容することは容易ではない．受容に至るプロセスを理解し，家族がどの段階にいるのかを見極め，家族のペースに合わせることが重要である．まずは家族が表出する混乱や怒り，悲しみなどの感情をありのままに受け止め，保証する．そして，家族の情緒的な混乱が落ち着いたら，病気や治療，今後の見通しなどに関する情報を家族の理解力に合わせて伝え，現実的な理解を深めていく．この過程は一方向に進むものではなく，一度は落ち着き現実を受け止めたように見えても，再び否認や逃避など防衛的な反応を示すこともある．その場合も，家族が自ら現実に目を向けられるように，家族の示す反応を否定することなく共感的にその感情を受け止める．

6) 病者をサポートすることを支援する

家族が，病者を励まし支え，療養行動を手助けするといった病者へのサポートを適切に行えるよ

うに支援する．病者のセルフケアの不足，すなわち，家族からのサポートが必要な事柄を明らかにするとともに，サポートを行う家族員のもっている知識や技術，能力も明らかにする．そして，病者が体験する心身の苦痛や苦悩，治療が及ぼす影響，必要な療養行動などについて理解し，サポートのために必要な技術を習得できるように教育的なアプローチを行う．

　医療者は病者へのサポートを行う家族を，一致団結して困難に取り組む「よい家族」ととらえがちである．また，「家族は病者の世話をするものだ」という家族観から，家族に対して無意識のうちに病者へのサポートを期待している場合もある．家族は，医療者からの評価や期待を敏感に感じ取り，無理をして病者へのサポート行動をとろうとすることがあるが，家族にとって心身両面の負担となるばかりでなく，病者にとっても家族に申し訳なさを感じる体験となり，双方に悪影響を及ぼすであろう．病者を支える行動が，病者と家族双方にとって負担になっていないか，無理なくできているのかを見極めることが重要である．

7）いろいろな試みを行えるように支援する

　家族が病者のためになると考えられるさまざまなことを試そうとする行動は，家族のヘルスケア機能の一つととらえることができ，その機能の発揮を支援することは重要である．

　家族は，多様な情報源から，さまざまな種類の治療法や療養法に関する情報を得て，病者のために実行しようとする．しかし，家族が集めた情報の中には，必ずしも専門的，科学的な根拠に基づく方法ではないものや，病者の病状には合わないような方法が含まれていることもある．したがって，病者のためにできることは何でもしたい，という家族の思いを尊重しつつ，家族が試みようとしている方法が病者にとって本当に適切で有効なものであるのかを判断し，必要があれば専門的な立場からその情報の有効性や適切性を家族に伝え，家族が適切に選択できるように支援する．

8）身内の支援を活用できるように支援する

　家族は，親族や身近な友人などから，療養に関する情報や実質的な手助けなどの手段的サポートや，愚痴を聞いてもらうなど，つらさを分かち合う情緒的サポートを得て負担を軽減し，現状を乗り越えようとする．親族や友人などは，気兼ねなく支援を求めることができる半面，医療や介護の専門家ではないため，情報が偏っていたり，科学的な根拠に乏しかったりすることが考えられる．また，親族との間で，介護の仕方や療養方法を巡って意見の対立が生じ，関係性が変化してしまう可能性もある．

　したがって，家族が有するサポート源とそれらから得られるサポートの内容や量を知り，家族にとって有用なサポートとなるよう，支援する必要がある．専門的な立場から，得ているサポートの適切性を見極め，周囲の意見に振り回されることなく，家族自身が主体的に介護や療養行動を選択，決定していけるよう，必要に応じて専門的な知識や情報を提供する．家族の歴史やありようをよく知る身内からの支援は，情緒的なサポートとして重要であることを踏まえ，そのつながりを尊重する姿勢をもつことが必要である．

9）ストレスの解消が図れるように支援する

　病者とともに生活することは心身共にストレスの大きい体験であり，蓄積すると家族関係にも影響が及び，家族の結集が弱くなり家族として適応することが難しくなる．困難な状況であるからこそ，ストレスを解消することは，家族が家族員の健康問題に向き合い，状況を乗り越えていくエネルギーを獲得する上で重要であるということを医療者も家族も理解し，実行できるように支援する．

　気分転換を図ることへの罪悪感により，家族がうまく気分転換を図れない場合がある．これには，家族自身の価値観だけでなく，家族を取り巻く親族や地域社会，時には医療者から家族に向けられる「病者の家族はこうあるべき」といった価値観が影響していることがある．したがって，家族の心身の疲労をねぎらい，気分転換を図ることに対する家族の考えを確認し，罪悪感や後ろめたさを抱いているようであれば，気分転換の重要性について家族の理解を深められるように働きかける．買い物や好きなものを食べること，趣味の活動を行うことなど，病者から一時的に物理的，心理的に離れられる時間をもてるようにする．また，医療者の価値観も変えられるように医療チームに働きかけることも必要である．

10）病者に迎合する家族を支援する

　病者への迎合とは，病者に合わせて病者の気に入るようにすることである．健康問題に直面し，衝撃を受け，一時的に退行し他者に依存的になったり，怒りを表出したりする病者に対して，家族は病者が抱いているであろう不安や心細さを思い，その言動を否定せずに受け入れることで，病者の不安や心細さを軽減し闘病への意欲をもてるようにしている．あるいは，互いに不安や怒りといった負の感情に直面することを恐れてこのような対処をとる場合もある．

　医療者は，病者，家族双方の言動を否定的にとらえたり指摘したりするのではなく，その背後にあるそれぞれの思いを知ることが必要である．また，病者への迎合は，一時的には病者と家族の間の緊張の緩和をもたらすが，この対処を続けることは，病者と家族が互いの思いを率直に話し合い共有することを難しくし，ひいては困難な状況を乗り越えることを難しくする可能性がある．したがって，病者，家族との信頼関係を築くとともに，安心して不安や怒りといった負の感情を病者，家族が表出できるよう支援することも重要である．

11）ノーマリゼーションできるよう支援する

　家族対処行動としての「ノーマリゼーション」とは，健康問題を抱える前の家族の生活パターンを崩さずに日常性を保とうとする行動である．病者の家族は，日常性を保つことによって，病者の看病を行うという非日常性をその日常の中に取り込むようになるといわれており[12]，困難な状況を乗り越えるために重要な対処である．

　日常性を保つことには，趣味の活動を続けることや，これまでと同様の生活リズムや生活パターンで一日を過ごすことなどが含まれる．病者を抱えながらも今まで通りの生活を続けている家族は「病状の深刻さを理解できていないのではないか」「患者さんは病気と闘っているのに」など，医療

者や周囲の人々から否定的な見方をされたり，家族自身も罪悪感を抱いたりしがちである．しかし，日常性を維持することは，家族にとってストレスに向き合うエネルギーを得る機会になる場合もある．また，病者にとっては，自分のために家族の生活が犠牲になっていると感じることは大きなストレスとなる．家族のノーマリゼーションは，見方を変えると，困難な状況に打ちのめされない強さであるととらえることもできる．病状や家族の置かれている状況に対する現実的な理解を支援した上で，日常性を保つことができるよう支援する．

12）楽観視することができるよう支援する

家族は，置かれている状況や直面している課題に対して，いい方向に物事を考えたりコントロールできる問題だととらえたりすることでその衝撃を軽減しようとする．

楽観的なとらえ方をする家族は，生活上のストレスをもたらす出来事を「もっと悪い状況もあり得たのに，ラッキーだった」と肯定的に見たり，「つらい経験からたくさんのことを学ぶことができた」と否定的な面を選択的に無視したり，あるいは「それよりももっと重要なことがある」とストレスをもたらす出来事や経験を家族の価値体系の低いところに位置付けるといわれている[13]．このように，出来事の意味をとらえ直すことによって，家族は困難な状況を克服可能な挑戦としてとらえることができるようになる．

したがって，出来事に対する家族のとらえ方を知り，異なる立場からの見方をしてみる，逆説的に見る，変化に注目するなど，状況のとらえ方を変えたり，必要な知識を獲得することで状況の理解を深めとらえ方を変えたりするなど，**リフレーミング**の技術[14]を用いて家族が状況の肯定的な側面に目を向けられるように支援することが重要である．

13）依存する家族を支援する

家族対処行動としての「依存」とは，誰かに頼ったり誰かの言う通りにしたり，物事の決定を他者に委ねることによって困難な状況を乗り越えようとすることであり，情緒的に状況に対応できなくなった家族が示す行動である．

問題に圧倒され，混乱した状況に置かれた家族が依存的になることは当然であろう．しかし，他者に依存することで一時的にストレスが緩和されることはあっても，問題の当事者は家族自身であるため，家族が自ら決定し取り組んでいく以外に乗り越える方法はない．そのことを家族が理解し，困難な状況に向き合えるように支援することが重要である．そのためには，感情の表出を促しながら，自分たち家族にはこの困難な状況を乗り越える力があると家族が信じられるように支援する．具体的には，過去に経験した困難な状況への対処を振り返り，個々の家族員が1人で状況に立ち向かうのではなく，互いに協力し合うことで乗り越えられることを伝え，小さなことでも何らかの意思決定（例えば，病者の清潔ケアをいつ行うかを病者とともに話し合って決めるなど）を行うことを通して，家族が自ら決められるという自信を高められるように働きかける．

14）社会支援の活用を支援する

　家族は，身内の支援を活用して，困難な状況を乗り越えようと取り組むが，それだけでは解決できないと感じると，ソーシャルサポートや社会資源の活用を模索し始める．家族が社会的な支援をうまく活用できれば，家族内の資源の枯渇を防ぎ，心身のエネルギーを保持しながら困難な状況に取り組むことが可能になる．

　家族が社会的な支援の活用に至る過程には，現在の状況やそれに伴う課題に対する家族のとらえ方，家族の価値観，社会資源に関する情報，社会資源活用の経験，社会資源の活用に対する地域社会の考え方などが影響するといわれている．家族の一員に何かあったときには家族で協力して取り組むことが望ましいといった家族観や，家族内の困りごとを他人に知らせることをよしとせず世間体を気にする価値観などが，社会的な支援の活用を妨げていることもある．

　したがって，家族が状況を自分たちの力で乗り越えられると認識しているのか，乗り越えるために何が必要でそれは家族の中で充足できるのか，社会資源の活用に対する考え，家族の価値観や地域社会の価値観，その地域で活用可能な社会資源は何かなどをアセスメントした上で，家族が必要な社会資源を活用できるように支援する．

15）攻撃する家族を支援する

　医療者は，病者や医療者に対して怒りや攻撃を向ける家族を，「対応が難しい家族」「攻撃的な家族」などととらえがちであり，患者や医療者を守るためにベッドサイドから引き離そうとする．しかし，家族のこれらの反応は，ストレスに対応しきれなくなったことを示す重要なサインであり，抑え込もうとしたり患者との距離を取らせたりすることは，ストレスを長引かせ増大させることにもなり得る．

　したがって，攻撃する家族に対しては，その場に踏みとどまり，家族の感情に耳を傾けることが重要である．感情を表出し，それを他者に受けとめられ分かち合うことで，ストレスを緩和できるだけでなく，状況を新たな視点でとらえ直し，新たな方策を見いだす糸口となることもある．家族が安心して感情をぶつけられる時間と場を提供し，そのような感情や反応は当然のことであり，医療者はどのような状況でも病者と家族を支援していることを伝えるなどの働きかけを行う．また，医療者に対しては，これらの反応の意味を伝え，その背景にある家族の不安や混乱，憤りなどの感情に気付けるよう働きかけるとともに，攻撃を向けられたスタッフをねぎらい，個人に向けられた感情ではないことを保証し支えることも重要である．

5　事例を用いた家族対処行動の理解

　ここでは事例を用い，家族対処について，そして家族対処への看護アプローチについて述べる．

事 例

Bさん(65歳, 男性)は, 妻(58歳), 長男夫婦(ともに28歳), 孫(2歳)と同居している. 10年前から肝硬変で外来治療を継続していたが, 5年前に肝細胞癌を発症した. 治療のため入退院を繰り返し, 徐々に病状が悪化して, 1年前から慢性的な高アンモニア血症となり, 3週間前に肝性脳症で入院となった. 妻には「今回は退院は無理かもしれない」と説明されている. Bさんは家族で葬祭業を営み, 長男に少しずつ仕事を任せ始めたところである. Bさんの入院後, 妻は病院に寝泊まりしてBさんの身の回りの世話を行い, 昼間は家業のため家に帰るという生活を続けている. 妻は,「本当はずっと付き添っていたいけど」と十分な世話ができず申し訳ないと感じているようであるが, 息子は未熟だという思いや, 葬儀の毛筆書きは自分にしかできないという思いがあり, Bさんの世話に専念できず, 最近は「こんな状況がいつまで続くんでしょうか」と看護師に話すこともある. 長男は優しそうな印象で, 時折妻を病院まで送ってくるが, 面会は数えるほどである. Bさんと妻は「嫁は子育てが大変なのはわかるけど, 家業を手伝おうという姿勢もない. 私は嫁に来てすぐ, 早く仕事を覚えようと努力したけど, 嫁は関係ない, という顔をしている」と言うが, 長男夫婦には「言っても仕方がない」と, 伝えたことはない.

家族のストレス源は, Bさんの病状の悪化, 妻の介護負担, 以前からあるBさん夫婦と長男夫婦との確執などが考えられる. 妻は, 状況は深刻だととらえ, 従前のやり方では対処できないかもしれないと感じている可能性があるが, 長男夫婦は, 妻から詳細な説明を聞いている様子はなく, これまで通り妻が世話をすることで乗り越えられると考えているかもしれない. 妻, 長男夫婦とも, 年齢的にはまだ若く健康問題もなく, 仕事と介護を両立する体力があること, Bさん夫婦, 長男夫婦の情緒的つながりの強さなどの資源がある.

家族対処行動としては, 妻は自身の生活を調整してBさんの身の回りの世話を行っており,「家族生活の調整」「病者への支援」など, 統合的対処を取っている. また妻は, 長男の妻に対する不満や付き添いのしんどさなどを看護師に話すことでストレス解消を図るという方策的対処を用いている. 長男はこれまで通り家業を続け, 長男の妻は育児と家事に専念するというノーマリゼーション的対処を用いている.

このようにBさん家族は, 妻と長男夫婦が個別に対処行動を取っており, 用いている対処行動も多彩であるとはいえず, このままの状況が続けば, Bさんの病状の進行と死別というさらなる大きなストレス源への対応は難しくなると予測される. そのような危機的状況を回避するために, 以下のアプローチが考えられる.

①統合的対処の育成, 強化のための支援

現在, 妻のみがとっている対処行動を家族全体の対処行動にする. そのためにはまず, 長男夫婦がBさんの病状を適切に理解することが必要である. Bさんの病気に関する知識獲得への支援を行

い，その上で妻，長男，長男の妻が担う役割を明確にして，家族システムとして家族生活を調整する．また，今後さらなるＢさんの病状悪化と死が予測されるため，その状況を受容できるように，病状の理解を促し，Ｂさんのケアに家族が参加できるようにするなどの支援も必要である．

②方策的対処の育成，強化のための支援

現在は妻が１人でＢさんの介護を引き受けている状況であるが，限界を感じ始めていることから，うまく身内の支援を活用できるようにすることが必要である．そのためには，Ｂさんの病状に対する長男夫婦の理解を促すだけでなく，妻が長男夫婦にも頼ってみようと思えるように，長男夫婦に対する妻のとらえ方を変化させることも重要である．長男夫婦がこのままＢさんの介護に関与せず死別を迎えた場合，Ｂさん，長男夫婦，そして妻自身はどう感じるだろうか，と投げかけてみる．また，長男夫婦が結婚したときには，すでにＢさんの闘病が始まっていたことを考えると，長男の妻は，Ｂさんの世話は妻が行うことが当然で，口をはさむことではないと感じていたり，妻にこれ以上の負担や迷惑をかけないように自分たち家族の生活をきちんと守ることが自分の役割だと考えていたりする可能性もある．妻，長男夫婦ともに相手の立場に立って考えてみるよう促し，それぞれの思いに気付くことができれば，互いへの関心も高まり，心身の疲労に気付き，それを解消できるようにサポートし合い，ストレスが蓄積しないよう互いに働きかけることも可能になる．

③ノーマリゼーション的対処の育成，強化のための支援

現在，長男夫婦のみがこの対処行動をとっている．そのため，妻は「この状況がいつまで続くのか」と，非日常的な生活の中でストレスが増大している．妻の「本当はずっと付き添いたい」という発言から，Ｂさんのベッドサイドを長時間離れることは望んでいないと思われるが，夜間の付き添いを続ける場合でも，少しでも日常性を感じる時間がもてるように働きかける．Ｂさんとどのように過ごしたいか，妻，長男夫婦の希望を確認し，病院内であっても家族らしい過ごし方ができるように配慮する．また，妻がＢさんの介護と家業のことだけでなく，Ｂさんが入院するまでに行っていた趣味やリラックスするための活動があれば，それらが行えるように，長男夫婦の協力も得ながら調整する．

④危機対応対処に至らないようにするための支援

現在，妻も長男夫婦もこの対処行動は用いていない．しかし，現在の状況が続くと，妻の心身の負担はさらに増大し，長男夫婦との間での意思疎通は困難になってこれらの対処を用いるようになるかもしれない．したがって，妻の心身の負担を軽減しこれ以上増大させないように，上記の統合的対処，方策的対処，ノーマリゼーション的対処を育成，強化することが重要である．

>> 引用・参考文献

1) Marilyn M. Friedman. "家族の対処方策と対処過程". 家族看護学：理論とアセスメント. 野嶋佐由美監訳. へるす出版, 1993, p.327.
2) 石原邦雄. "家族ストレス論：社会学からのアプローチ". 家族の診断と治療・家族危機. 加藤正明ほか編. 弘文堂, 1982, p.345, (講座家族精神医学, 4).

3) 前掲書2), p.354
4) 野嶋佐由美ほか. 「家族対処行動に関する質問紙」の開発(第1報). 高知女子大学紀要　自然科学編. 1987, 35, p.65-77.
5) 野嶋佐由美ほか. 「家族対処行動に関する質問紙2」の開発(第2報). 高知女子大学紀要　自然科学編. 1992, 40, p.67-77.
6) 野嶋佐由美ほか. 慢性疾患患児を抱えた家族のシステムの力と家族対処の分析. 日本看護科学会誌. 1994, 14(1), p.28-37.
7) 前掲書1), p.341-350.
8) 宮田留理. 家族エンパワーメントをもたらす看護実践. 野嶋佐由美監修. 中野綾美編. へるす出版, 2005, p.113.
9) 前掲書1), p.341
10) 前掲書8), p.114
11) 前掲書2), p.354
12) 柳原清子. 在宅ターミナルケアにおける家族看護－看病と看取りの非日常性を日常性で支えるということ. 保健の科学.
　　 2008, 50(1), p.42-47.
13) 前掲書1), p.344
14) 兼折友美子ほか. 困難事例に対応する看護師のリフレーミングを促す技術. 高知女子大学看護学会誌. 2013, 39(1), p.43-50.

5 社会資源の活用

　家族は主体的な存在であり，自身の力でさまざまな状況を乗り越えていくことのできる集団である．しかし，家族の力で解決できない状況にあるとき，家族をエンパワーメントする援助が必要となる[1]．家族をエンパワーメントするための看護アプローチの一つに，**社会資源**の活用がある．社会資源とは，生活上の諸要求の充足や問題解決を目的として利用できる，各種の制度・施設・機関・団体および人々の知識・技術などの物的・人的諸要素の総称である[2]．

　白澤[3]は，社会資源をその提供主体から，大きく**フォーマル**なものと**インフォーマル**なものに分類している．フォーマルな社会資源は，行政によるサービスや職員，認可や指定を受けた営利・非営利の機関・団体のサービスや職員等から提供されるものであるとし，その特徴について画一的なサービスとなりやすいが，最低限のレベルが確保でき低所得者に対する自己負担に対して配慮がされている場合が多く，公正性を有していると述べている．一方，インフォーマルな社会資源は，家族，親族，友人，同僚，近隣，ボランティア等から提供されるものであり，その特徴は専門性や安定した供給には難があるが，柔軟な対応が可能であると述べている．

　ここでは，看護者が社会資源を活用しながら健康的な家族生活の維持・促進を目指し，家族をエンパワーメントするためのアセスメントの視点とアプローチについて述べる．親族はインフォーマルな社会資源に含めて述べる．

1 社会資源の活用についての考え方

　家族は**セルフケア能力**を有しており，その力を発揮しながら生活している．発達上や健康上の課題が生じた場合も，通常は家族自身の力で乗り越えることができるが，急に押し寄せてきた課題や初めての課題，あまりにも大きな課題の場合，また，課題に適切に対処できないまま長期化したり課題が重積したりした場合には，家族の力だけで乗り越えることが難しくなる．

　このようなとき，社会資源を活用することで，家族らしくその課題に向き合い，乗り越えていけるよう支援することが必要になる．単に家族の力が不足している部分を補うという考え方ではな

く，家族のもつ力を信じ，家族が自らの力をより発揮できるように社会資源を活用する（図 4.5-1）．最近は，法や制度に基づき使用できる社会資源が整備されてきた（図 4.5-2）．例えば，**介護保険法**の成立以降，介護の社会化が一気に進み，家族のニーズによって必要な支援が選択できるようになった．また，**障害者総合支援法**により，障がいの種類にかかわらず，必要なサービスが準備され始めた．さらに 2025 年をめどに，**地域の包括的な支援・サービス提供体制**（地域包括ケアシステム）の構築が推進されている．今後は，地域で働く看護者はもちろんのこと，医療機関で働く看護者も含め，それぞれの立場から地域における家族支援について考え，実践することが求められる時代となった．

情報へのアクセスが容易となり，病気や治療法，社会資源に関する情報についても，医療・福祉の専門家だけが詳しい情報をもっているわけではなくなった．しかし，入手可能な情報は玉石混交^{ぎょくせきこんこう}であり，信頼性や自分の家族にとっての有用性を判断することは難しいものである．特にフォーマルな社会資源は，社会の変化に応じて数年ごとに見直されることも珍しくないため，最新情報を入手することも簡単ではない．また社会資源の中には，全国どこで生活していても等しく活用できるものもあれば，各自治体によって異なる資源も存在する．**地域包括ケアシステム**の構築が推進されるなか，看護者も地域にどのような資源が存在しているのかを把握し，家族のニーズに応じて提供できるように準備しておくことが必要である．

家族は**地域社会**を構成する一つのシステムであるから，家族の社会資源活用への考え方は，おのずと地域社会の考え方の影響を受けている．フォーマルな資源であっても，活用することを当然の権利だと考える地域ばかりではない．例えば，どんなに大変な状況であっても，人に頼らず家族で力を合わせてやっていくことを良しとする地域においては，家族は他者から支援を受けることを躊躇^{ちゅうちょ}するかもしれない．また，その地域の中で，当然子どもが，または嫁が担うべき役割だと考えられている事柄・役割に関して社会資源を活用することは，周囲から務めを果たせていないと評価されるかもしれない．

家族の考え方には家族の**価値観**が反映されており，それは家族を取り巻く地域の価値観の影響を

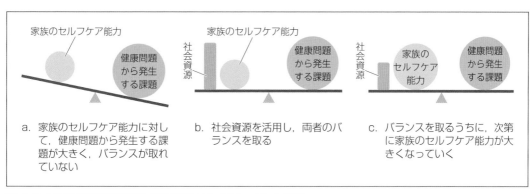

図 4.5-1 ● 社会資源を活用して家族をエンパワーメントする

109

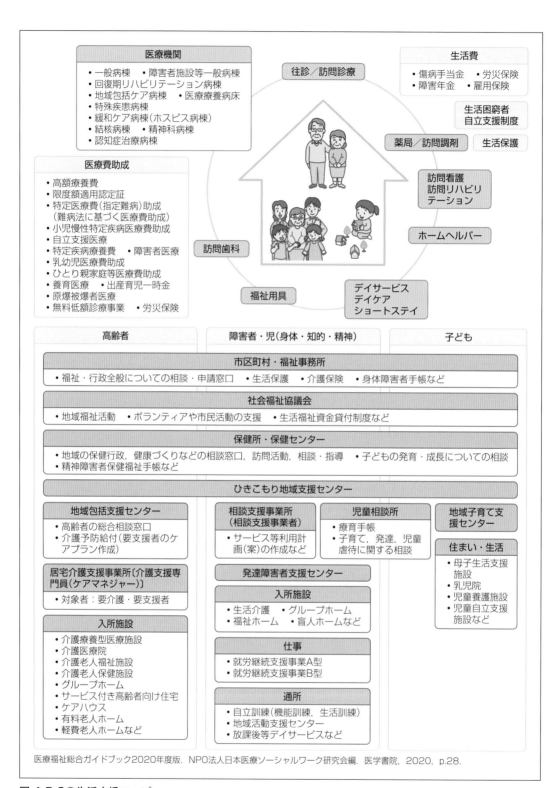

医療福祉総合ガイドブック2020年度版．NPO法人日本医療ソーシャルワーク研究会編．医学書院，2020，p.28.

図 4.5-2●生活支援マップ

受けている．家族や地域の価値観を把握し，その価値観を尊重する姿勢をもってこそ，家族のニーズに沿った社会資源を活用することができる．

2 社会資源活用についてのアセスメント

社会資源と社会資源活用についての知識

　家族が利用できる情報収集のツールや周囲の人とのつながりの広さによって，情報量に差が生じ得る．さらに同じ家族であっても成員間で情報量に差が生じることもある．また，社会資源そのものの存在は知っていても自分の家族は利用できないと誤解していたり，一つの事柄についてもさまざまな情報が存在するため，情報の多さゆえに身動きが取れなくなったり，不安を増強させたりしている家族も存在する．家族が社会資源とその活用について，どのような情報をどの程度有しているのかを把握する．社会資源活用に向けたアセスメント項目については表4.5-1に示す通りである．

社会資源活用の経験と活用に対する考え方

　家族の周りに社会資源が存在することと，その資源を活用できることは異なる．したがって，家族の社会資源活用の経験と活用に対する考え方を把握する．

　活用できる社会資源があるのならば積極的に活用しながら生活しようと考える家族もいれば，できるだけ他人の世話にならずにやっていきたいと考える家族もいる．また，一つの家族の中でも，家族員によって考え方が異なることもある．活用に関する家族の考え方を知り，それを尊重しながら関わることが大切である．社会資源の活用に踏み切れない家族については，どうしてそのように考えているのかについても把握する必要がある．

　家族がこれまでどのような社会資源を活用しながら生活してきたのか，地域の中でどのような人々とのつながりをもちながら生活してきたのかを把握することは，家族の開放性や資源活用に対する考え方を知る手掛かりとなる．しかし，これまでに社会資源を活用してきた家族であったとしても，異なる場面において同様に活用するとは限らない．例えば，子育ての時期には地域の社会資

表 4.5-1●社会資源活用に向けたアセスメント項目

アセスメント項目	具体的内容
社会資源と社会資源活用についての知識	・家族は社会資源とその活用について，どのような情報をどの程度有しているのか
社会資源活用の経験と活用に対する考え方	・積極的に社会資源を活用しながら生活しようと考えているか，できるだけ他人の世話にならずにやっていきたいと考えているか
その地域の社会資源の活用や「家族」に対する考え方	・その地域は社会資源の活用についてどのような考え方をもっているか ・その地域は「家族」に対してどのような考え方をもっているか
家族の中に存在する力	・これまで家族はどのように課題に向き合おうとしてきたのか ・厳しい状況の中でも課題に向き合い続けることができたのはなぜか ・家族の日々の生活の中で家族はどのような力を発揮しているか

111

源を十分に活用できていた家族であっても，高齢者を介護するときにはできるだけ活用したくない
と考えているかもしれない．家族の考え方は固定的なものではなく，家族が向き合う課題の内容や
その時の家族内外との関係性によって変化することを念頭に置き，今の家族の考え方を把握する．

その地域の社会資源の活用や「家族」に対する考え方

その地域のもつ社会資源の活用や家族に対する考え方を把握する．家族が今後もその地域の中で
暮らしていくことを念頭に置き，その地域が社会資源の活用や家族のありようについてどのような
考え方をもっているかを把握する．

家族の中に存在する力

看護者が家族に出会い社会資源の活用を考えるようなとき，すでに家族の力だけで課題を乗り越
えることが困難な状況になっていることが多い．しかし，そのような状況下にあってもなお，家族
の中に存在する力に注目することを忘れてはならない．これまで家族はどのように課題に向き合お
うとしてきたのか，厳しい状況の中にあったにもかかわらず課題に向き合い続けることができたの
はなぜなのか，家族の何がこの状況の中でうまく作用しているのかを把握する．

必ず何か家族の中に存在する力がある．そうでなければ，今日までやってくることはできなかっ
たはずである．例えば，素直に困っていると周囲の人に言えること，何とかなるさと楽観的に状況
をとらえてその日の眠りにつけること，互いにありがとうと感謝を伝え合えること，大変な状況に
あっても食事をきちんと食べられていること，子どもを毎日学校に送り出せていることなどであ
る．家族の日々の生活の中に家族が発揮している力を見いだすことができれば，その力がより発揮
しやすくなるためにはどのような条件が整えばよいのか，そのためにはどのような社会資源を活用
すればよいのかを考えることが可能になる．

以上のような視点をもちながら，家族に何が生じているのか，今後どのようなことが予測される
かといった時間軸も踏まえてアセスメントを行う．

また，アセスメントの際には，家族と家族を取り巻く地域の多様性を意識して，看護者が，物事
をとらえる自分自身の枠組みを緩やかにし，その家族特有の体験をこれまでの自分の経験と安易に
結び付けてわかった気にならないよう心掛けながら家族と出会っていくことが大切である．

3 社会資源活用に向けたアプローチ

家族看護エンパワーメントモデルでは，家族の力を信じ，自己決定を尊重し，家族の**ニーズ**に沿
って家族と協働する．したがって，社会資源の活用にあたって看護者が行うべきことは，家族が自
らのニーズに沿って，社会資源を活用するかどうか，活用するのであればどのような資源を，い
つ，どの程度活用するのかを決定できるように支援することである．社会資源に関する情報がない
家族には，情報を提供する．情報があり社会資源活用の必要を感じながらも躊躇している家族に
は，その理由に応じて適切に活用に向かえるよう提案を行いながら，家族が必要だと思える社会資

源とつながれるように支援する.

　いずれにせよ,社会資源を活用することが目的なのではなく,社会資源を活用しながら家族がもてる力を発揮し,課題に向き合っていけるように支援することを目指す.加えて,今ある社会資源の活用を家族の状況に応じてマネジメントするだけでなく,必要な資源や,資源の新たな活用方法を創出していく視点も忘れてはならない.

　家族にとっては,看護者も社会資源の一つである.看護者との出会いそのものが,社会資源を活用することが家族に何をもたらすかを印象付け,今後の家族の社会資源活用への姿勢にも影響を与える.それだけではなく,家族の価値観やニーズを尊重しよう,家族の希望に向かって共に進もうとする看護者の姿勢と支援プロセスそのものが家族エンパワーメントにつながる.家族の社会資源活用に向けたアプローチの項目と具体的内容については表4.5-2の通りである.

1)家族へのアプローチ

家族のニーズに応じた社会資源を紹介する

　家族が自らの力だけで課題を乗り越えることが難しいとき,社会資源を活用しながら家族がもてる力を発揮できるように支援する.社会資源を活用するためには,まず家族が社会資源の存在を知る必要がある.社会資源の存在に気付いていない家族には,家族アセスメントから導き出された**家族像**をよりどころに,家族のニーズに応じた社会資源を紹介する.看護者が必要だと考える資源と,家族が必要だと考える,または活用してみようと思う資源は同じではないことを念頭に置き,提案はするが,最終的な意思決定を行うのは家族であるという姿勢を大切にする.

表4.5-2●家族の社会資源活用に向けたアプローチ

アプローチ	具体例
社会資源の活用に向けて,家族と一緒に動くという直接的な支援を行う	・手続きを行うために一緒に窓口に行く ・一緒に家族会に参加する
社会資源を活用することがどのように役立つのかイメージできるように支援する	・家族のニーズに合いそうな社会資源を,ニーズと結びつけながら提案する ・社会資源の活用によって生活がどのように変化するか,図表を用いながらイメージ化する ・社会資源の活用事例を紹介する
社会資源の活用について家族内の合意形成を支援する	・家族内のコミュニケーションを活性化する ・時間をおいて,またはタイミングをとらえて,話し合いの場を設ける
社会資源の活用についての家族の決定を尊重し,保証・支持しながら家族を取り巻く地域の意識にも働きかける	・これまでとは異なる状況の見方や考え方を提案してみる ・家族が受け入れることのできる社会資源や活用頻度から始める
社会資源の活用によって家族に何が生じたかを確認し,必要であれば修正する	・導入した社会資源は家族のニーズに合っていたか,家族がどのようにとらえているかを確認する ・家族のニーズに合わせて修正する

この時，看護者が社会資源を単に紹介するだけではなく，どこで，またはどのようにすれば社会資源に関する情報を入手することができるのか，情報へのアクセス方法を伝えることで，今後，家族が情報にアクセスし，情報を収集する力を高めることができる．

社会資源と家族をつなぐ

社会資源に関する情報が入手できなかったり不十分であったりしたために，社会資源を活用することができていない家族は，情報を得ることで自ら資源につながることができる．反対に，社会資源について多くの情報をもちすぎて混乱しているような家族は，共に情報を整理することで活用が可能になる．

しかし，自分たち家族が利用できる社会資源が存在していることを知っているにもかかわらず，活用に至っていないことがある．そのような家族に出会った場合には，なぜ社会資源の活用に結びついていないのかをアセスメントし，その理由に応じたアプローチを行うことで社会資源の活用に向けて家族の背中を押すことができる．社会資源に関する情報をもっていても活用につながらない理由として，例えば，社会資源の活用に向けて動くエネルギーすらない，社会資源の活用について具体的なイメージがもてず選択・決定できない，社会資源の活用について家族内の意見が一致しない，地域の目が気になって社会資源の活用に踏み切れない，などのような状況が考えられる．

①社会資源の活用に向けて，家族と一緒に動くという直接的な支援を行う

社会資源の活用，特にフォーマルな資源を活用するにあたっては申請が必要である．活用しようと思う社会資源の内容に応じて異なる窓口に出向き，担当者に状況を説明し，複数の書類を書き，審査や認定にかかる一定の期間を経た後にやっと活用可能になることが多い．時には，条件を満たしていないとの理由で，希望しても活用できないことすらある．

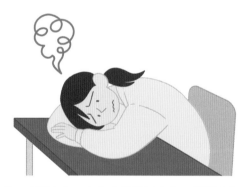

社会資源の活用を考える時点で，家族が家族員の世話で疲れ果て，大切な家族を失いかねない，または失って間もないような状況にあり，申請のために窓口に出向くエネルギーが残っていないこともある．このようなときは，当然社会資源の活用に結びつきにくい．また，初めての場所に出向き，初めての人と関係を築いていくことは，誰にとってもエネルギーがいるものである．家族会に参加してみたいが一人で参加するのは勇気が必要，といった場合も含めて，一緒に動くという直接的な支援を行うことで社会資源の活用が可能になる．

②社会資源を活用することがどのように役立つかイメージできるように支援する

社会資源の存在自体を知っていて活用してみたいと考えていても，今の自分の家族にはどのような社会資源の組み合わせが役立つのか，また社会資源を活用することで何がどのように変わるのかについて漠然としかイメージできていないこともある．どれほど，そしてどのように自分たち家族

の役に立つのかがイメージできなければ，社会資源
の活用に向けての一歩が踏み出しにくい.

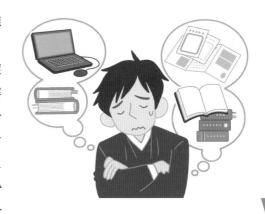

　家族が何に困っているのか，どのような生活を望
んでいるのかのアセスメントに基づき，家族の理解
力に応じた説明を行う．看護者が家族のニーズに合
わせた社会資源を選択して，家族のニーズと結び付
けながら提案したり，社会資源の活用によって1
日，1週間，1カ月がどのように変化するかがわか
りやすいように図表を駆使したり，活用事例を紹介
したり，活用者から聞いた声を一般化して届けたりすることもイメージを膨らませることに役立つ.

　同時に，社会資源を活用することに伴って生じる別の側面について，例えば，経済的な負担が生
じる場合にはおおよその金額について，家に人が出入りするようなサービスであればそのことにつ
いて，また施設利用のために9時までには迎えの車に乗れるよう外出の準備を整えなくてはいけな
いことなどのように，これまでとは異なる準備や時間の流れ等が生じるようなときにはそのことに
ついても伝えておく必要がある.

　家族がもつイメージと看護者のイメージがずれていないかをすり合わせながら，家族が社会資源
を活用することで自分たちの希望している生活に近付いていくというイメージがもてると，活用に
向けて進みやすくなる.

③社会資源の活用について家族内の合意形成を支援する

　家族は，複数の家族員から構成されており，それ
ぞれに立場が異なる．したがって，家族といえども
状況のとらえ方や取り組み方，今後の希望がいつも
同じであるとは限らない．社会資源の活用に関して
も同様であり，ある家族員にとっては今すぐにでも
活用したい資源であっても，それを活用することで
自分の立場が脅かされると感じる家族員がいるかも
しれない．また，社会資源を活用することに遠慮や
罪悪感があり，積極的になれない家族員もいるかも
しれない.

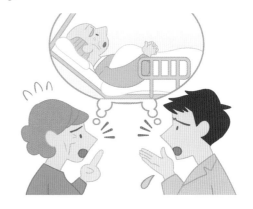

　青木[4]，長戸[5]は，家族の**合意形成**を「病気の家族員を抱えながら家族生活を営む中で，家族と
してどのようにしていくのか，一つの方向性を見いだし意思決定をしていくこと」と述べている．
社会資源の活用に関しても，合意形成が必要で，家族だけで合意を形成することが難しい場合に看
護者の支援が必要となる.

家族員がそれぞれの考え方に固執していては，家族としての方向性を見いだすことはできない．家族内の**コミュニケーション**を活性化し（4章3節参照），家族内に何が生じているのかを共有しながら，互いの考え方についてなぜそのように考えるのかまで伝え合えるようにする．相手を思いやるがゆえに素直に自分の気持ちが表現できないときもあれば，長い家族の歴史の中で生じたわだかまりが顕在化することもあるかもしれない．それらも含めて，コミュニケーションを通して家族の交流が促進されるよう支援する．

　すぐに家族の意見が一致することは難しい場合であっても，時間とともにお互いの考え方への理解が深まり，これまでとは違った見方ができ始め，受け入れられる範囲が広がることにより家族の気持ちが変化することもある．家族の状況や考え方は常に変化していると認識し，時間をおいて考え方を確認したり，話し合いの場をもつことを再度提案したりしてもよい．また，看護者は先々を予測して，生じ得るリスクをできるだけ回避しようとする傾向にあるが，家族が納得するまで自らの力で取り組む過程を見守り，その結果家族としてやり切った，これ以上は自分たちで取り組むことは難しいと感じたときに社会資源の活用を提案するというように，タイミングをみた声掛けが有効なときもある．

④社会資源の活用についての家族の決定を尊重し，保証・支持しながら家族を取り巻く地域の意識にも働きかける

　家族が社会資源を活用したいと考えていても，地域からどのように評価されるのかが気になって活用に踏み切れないときがある．例えば，一生懸命に働くことに価値がおかれる地域では，理由はどうあれ働けないために公的な経済支援を受けることに大きなためらいがあるかもしれない．

　また，健康問題の種類，例えば家族員がある種の感染症であったり，十分に社会の理解が深まってい

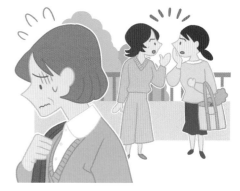

ないような障害を抱えているなどの場合，社会資源の活用はもとより，健康問題を有していることさえも知られたくないと考えるかもしれない．そのようなときは，公的機関や施設の名称が書かれた看護者の車が自宅の前に駐められることにさえも敏感になるものである．

　地域の価値観はすぐに変化するものではなく，その地域で生活する家族にとっては，地域から受ける評価は生活のしづらさに直結する．家族が地域の中で暮らしているということに心を砕き，支援を行うことが大切である．

　地域の目が気になって社会資源の活用に踏み切れない場合は，家族の思いに寄り添いつつ，家族の認知に働きかけるのも一つの方法である．これまでとは異なる状況の見方や考え方を提案する看護者との関わりを通して，家族が新しい角度から状況をとらえられるようになると，物事を判断す

るときの優先順位が変わり，地域からの評価にかかわらず，今の家族の必要性を優先できるように
なるかもしれない．時には看護者の介入など関係なく，信頼できる近隣住民の一言で社会資源活用
の決心がつくこともある．いずれにせよ焦らず，家族がこれならと思える社会資源や，この程度な
らと思える頻度から始めるとよい．

　介護保険制度が始まって以来，介護の社会化が進んでいる．家族と地域が影響し合っていること
を考えると，地域の中でそれぞれの家族が必要な社会資源を活用しながら生活する姿が，その地域
の社会資源活用の考え方に影響を与えていくともいえる．看護者は，家族の社会資源の活用に関す
るどのような決定も尊重し，保証・支持しながら家族を取り巻く地域の意識へも働きかけていく必
要がある．

⑤社会資源の活用によって家族に何が生じたかを確認し，必要であれば修正する

　社会資源の活用を始めるということは，すなわち，家族の関係性や役割，家族を取り巻く社会と
の交流の在り方が変化することにほかならない．社会資源を導入した後は，必ず家族の変化を確認
する必要がある．導入した社会資源の内容や活用の頻度は，家族のニーズに合っていたか，家族に
どのような変化が生じたのか，そのことを家族がどのようにとらえているかを確認して，必要に応
じて修正を行う．

　自分たちのニーズに応じて社会資源を臨機応変に活用できた経験や，うまく活用しながら課題を
乗り越えることができたという経験は，家族が今向き合っている課題を乗り越えるのに役立つだけ
ではなく，今後家族が別の課題に直面したとき，それを乗り越えるための対処方法が増えることに
もなる．看護者は，今ある社会資源を家族のニーズに応じて活用するだけでなく，必要とされ，役
立つ社会資源や資源の新たな活用方法を創出する役割があることを念頭におく必要がある．

2）家族を支援するために多職種と連携する

　社会資源を用いて家族にアプローチするためには多職種との連携が欠かせない．

　地域での生活を支援するためには，医療だけでなく，病気や障害と影響し合う生活のさまざまな
側面，例えば，住まいや就労，教育，経済，人とのつながりといった事柄を含めて家族とともに考
え，ニーズに沿って支援することが求められる．看護者は，支援チームの中で関係調整役を担って
きたが，今後さらに広い範囲で，これまであまり連携することのなかった専門職ともつながりなが
ら家族を支援する機会が増えると考えられる．

　看護者の約8割は，病院もしくは診療所といった医療機関で勤務している[6]．命を守ること，病
気を治療することに価値がおかれがちな医療機関で働く多くの看護者は，知らず知らずのうちに，
命を守り，病気の予防や治療につながる考え方や行動を優先する価値観をもちがちである．

　医療機関の中では，比較的価値観の似た職種間の連携場面が多いが，地域での支援においては，
医療職とは異なる教育背景をもち，価値観や支援方法が異なる多職種と連携する場面が増える．こ
のことを意識し，ほかの職種の視点や強みを理解し尊重しながら，家族を含めて協働する姿勢が大

切になる．社会資源の情報一つとっても，看護者が数年ごとに見直される法や制度に伴う最新情報を把握し続けることは簡単なことではない．情報を得る努力を行うのは当然であるが，家族に社会資源活用に関するよりよい支援を提供するために，どの職種と連携するとよいかについて知っておかなくてはならない．

さらに，連携に伴い家族のプライバシーへの配慮が欠かせない．多くの職種が関わるからこそ，迅速な情報共有が求められる一方で，家族からすれば，思いがけないところに情報が伝達されていたという状況も生じかねない．いつ，誰が／誰と，何について，どこまで情報共有するのかについて，丁寧に家族の意向を確認しながら連携していくことが求められる．

これまで，社会資源活用に向けたアプローチについて述べてきた．社会資源を活用しながらも力を発揮して課題を乗り越えた家族は，この経験を通して自らも他者を支援することができる家族へと成長・変化する．つまり当事者家族として，専門職とは異なる立場で異なる支援を行うことのできる特別な存在となる．言い換えれば，家族自身が社会の中のかけがえのない資源になっていく．

困難な状況にあるとき，家族が自らの力を発揮することはもちろんであるが，ほかの家族や周囲の人々，専門職の支えが家族を癒やし，勇気付ける．このように他者に支えられ，社会資源をうまく活用しながら困難を乗り越えた家族が，後に家族会のメンバーとして同じような状況下にあるほかの家族を支援する役割を担うようになることは少なくない．当事者家族同士でなければわかり合えないことや，同じ経験をした家族だからこそ届けられる言葉がある．このような家族同士のつながりは，ある家族が困難の最中にあるほかの家族を助けるという一方的なものではなく，支援した側の家族にとっても，ほかの家族の力になれたという経験を通して，自らのこれまでの時間や経験を意味のあるものとして認めていける機会となる．看護者として，このような場がもてるよう支援することも，家族をエンパワーメントすることにつながる．

≫≫ 引用・参考文献

1) 野嶋佐由美．"家族看護エンパワーメントモデル"．家族エンパワーメントをもたらす看護実践．中野綾美編．野嶋佐由美監修．へるす出版，2005，p.8-15．
2) 永井良三監修．看護学大辞典．第6版，メヂカルフレンド社，2013．
3) 白澤政和．"ケアマネジメントの方法"．ケアマネジメント論：わかりやすい基礎理論と幅広い事例から学ぶ．白澤政和編著．ミネルヴァ書房，2019，p.29-47．
4) 青木典子ほか．家族の合意形成を支える技術の基盤 - 看護者の姿勢と家族・状況の捉え．高知女子大学看護学会誌．2003，28(2)，p.1-10．
5) 長戸和子ほか．退院・在宅ケアに関する家族−看護者の合意形成に向けての介入方法の開発．平成11〜13年度科学研究費補助金研究成果報告書，2001．
6) 平成30年看護関係統計資料集．日本看護協会出版会，2019，p.2-3．

5章

家族看護の実際

1 急性期にある成人患者の事例

家族の要である家族員の急な発病と深刻な病状に動揺し，動けなくなっている家族

家族の紹介

患　者●Aさん，70歳，女性．今まで大きな病気を経験したことはなく，日ごろ健康に十分気を付けて生活していた．

経　過●夜間，入眠中に頭痛を訴え起き上がったところ，急な激しい痛みによってうずくまってしまった．夫は驚き動転しながら救急車を呼び，急性期病院へ救急搬送された．

病院では，初療室での診察，CTやMRIなどの検査の結果，くも膜下出血と診断され，すぐに脳血管内治療のコイル塞栓術を受け，一命を取り留めた．しかし，救命病棟に入院中，Aさんは昏睡状態が続き覚醒することはなく，家族と会話をすることは全くできない状態だった．バイタルサインは，血圧・心拍ともに安定していたが，重度の意識障害がみられ，声掛けしても全く反応はなかった．その状況を見ていた夫は落胆している様子だったが，時折看護師が体位変換を行い体を大きく揺らすと一時的に開眼がみられ，そのとき夫は「わかるか？　聞こえているか？」とAさんへ話しかけ，看護師に「これは意識が戻ってきたかもしれないってことですか？」と繰り返し質問する様子がみられた．

医師から，夫をはじめ家族に病状が説明された．くも膜下出血に対して手術を行い救命できたが，再発する可能性があることや，予後が不確かで今後歩行ができない可能性があること，意識も混濁した状態が続くことなど，家族にとって予想を上回るシビアな状況が説明され，夫は面談中に泣き崩れた．

家　族●夫(75歳)と2人暮らし．普段は2人でウオーキングを楽しんでいる．娘が2人いて，長女家族は市内に暮らしている．長女(43歳)は夫(45歳)と娘2人(12歳，10歳)の4人暮らしで，小学生になる子どもの子育てが中心の生活をしている．次女(41歳)は，県外で一人暮らしをしている．会社員で普段は多忙であったが，週末はAさんとメールなどで連絡を取り合っていた．長期休暇のときは旅行などをして過ごしていた．Aさんが入院したとき，長女家族や次女も心配して，病棟の面会時間に合わせて訪れていた．

1 家族の病気体験

病気のとらえ方・理解

　Aさんは突然くも膜下出血を発症し，脳血管内治療によって一命を取り留めたことが説明され，治療を行っている段階にある．Aさんは意識障害が続いているため，家族への治療方針の説明として，救命するために脳血管内治療を行ったが，その後の全身状態の経過を見ていかなければ回復の

程度は不明であることが伝えられた．夫は，厳しい状況であるが治療が奏功して回復するかもしれない病状だととらえている．しかし，夫の動揺は激しく，看護師や医師が通りかかるたびに「大丈夫ですよね．何とかなりますよね」と繰り返し質問し，涙を流していた．

病気・病者・家族の様相は，夫をはじめ長女や次女たちがＡさんを支援する側面がみられるものの，現在のＡさんの身体状況が不安定で，後遺症の有無など，予後の不確かさによって家族の否定的な心情が表出されており，家族に心的負担がもたらされている状態である．

情緒的反応

長女は入院後の母親のベッド上の様子を見て，「先生に任せるしかない．今まで健康だったお母さんしか見たことがないから，ただ事でない状況はわかるけど……なぜこんなことになってしまったのかしら」と動揺しており，厳しい状況だととらえている．

次女は病院到着後，呆然として泣き崩れ，長女に支えられながら家族控室へ向かった．現在の状況を受け入れられず，「絶対助かるのよね．なんとかしてよ」と怒りの感情を表出し，面会時間には毎回訪れてＡさんのそばから離れず，手を握り何度も語りかけている．次女はＡさんの様子からシビアな状況であるととらえているが，現実逃避したい感情が表れている．

2　家族像

Ａさんは結婚後，主婦として長年家事をして家庭を切り盛りしてきた．夫は仕事中心で，定年後も会社の役員などの役割を担い，家庭のことはすべてＡさんに任せて暮らしてきた．子どもたちが巣立ってからは２人で過ごす時間も増え，近年は２人の趣味のウオーキングを楽しみ，健康にも気を付けていた．しかしＡさんの突然の病気の発症によって，予期せぬ生命危機状態や身体機能の変化に直面し，夫をはじめ家族員の動揺は激しく，喪失感や無力感，否認などの情緒的反応を示している．

夫は現実を受け入れられず，看護師に対して不安な思いを表出している．このような経験をしたことがなく，不安に対する対処方法が見いだせず，またＡさんが不在の状況で家長としての役割を果たすことができず混乱している．今まで夫の相談相手は常にＡさんであり，長女や次女が父を支援したいと思っても，それぞれの心情も揺さぶられているため，家族内では夫をサポートできるメンバーが存在しない．さらに，Ａさんの夫の動揺する様子を見ている長女も困惑し，より自身の不安が強くなり，何をしていいのかわからず困難感を抱いている．次女は現実を受け入れられず，悲嘆反応が著明にみられている．

この家族に特徴的な点は，Ａさんが長年健康に生活していたため，予期せぬ病気の発症によって家族全体が困惑し，家族内で家族員同士を支える対処ができずにいることである．この家族は，家族の家事役割や精神的支柱だったＡさんの予期せぬ病気の発症と，それに伴うＡさんの厳しい身体状態に直面した．家族は経験したことのない不安や困惑に対処することができず，情緒的な支援が

必要な状況である．2人の娘も母が今後どうなるのか不安を抱えている中で，Aさんの夫である父に対してどのようにサポートすればいいのか言葉にできず，また父への思いも伝えることができず，緊張感が高い状況が生じている．

　この家族は，長女と次女が巣立ち，退職後の高齢者家族である．家族の最終段階といわれ，退職に伴う役割の喪失を経験し，新しい生活設計を立て，それに適応していく発達段階である．

3　援助関係の形成

　まず，各家族員（Aさんの夫，娘2人）とコミュニケーションをとり，受けた衝撃を十分に理解して，気持ちを丁寧に聞き，緊張を緩和して援助関係を形成していく．夫は現状を理解する努力をしているものの，十分理解できておらず，病気を否認したり，回復する希望を抱いたりしている．家族が医師からの病状の説明を適切に理解できていない場合でも，否定することなく家族の病気のとらえを丁寧に聴き取り関わることが重要である．夫は耐え難い不安やAさんが倒れた状況を思い出して起こる恐怖感をもっている．長女も動揺が激しく不安の表出や現状の受け入れが困難となっている．また，次女の心的な衝撃も強い．家族員が言葉にできない状況を十分理解して，ありのままの家族の心情を受け止める．

　また，救急搬送されて集中治療を行っているときは，患者の周囲が医療を中心とした環境であることを考慮して，面談室などで待つ家族員が十分に気持ちを吐露できる環境を整え，緊張の緩和を図りながら思いを聞く．

4　家族への看護アプローチ

援助の方向性：家族がAさんの病状を受け入れ，互いの思いを共有しながら，家族の危機的状況に対して，医療者の支援を受けつつ，家族自らAさんをサポートすることができる．

　まず，Aさんの夫の心の状態を理解し，病気の発症時から現在までのさまざまな思いや不安を受け止めながら，長女や次女の思いもくみ取り理解していく．その上で，家族内でのコミュニケーションの活性化や家族内の関係性の強化を図り，家族のAさんへの支援や治療に対する理解を促し，家族のセルフケアを促進できるように支援していく（図5.1-1）．

1）個々の家族員の思いの表出を促し，心情を受けとめる（家族への情緒的支援の提供）

　家族はAさんの病状に衝撃を受け，動揺がみられ，現実を受け入れられない状況である．それぞれの家族員が内に秘めている思いを表出できず，危機的状況に対処することができず困惑している．夫は，Aさんの存在に対する喪失感や娘たちに不安を表出して状況に対処できないもどかしさによって，コミュニケーションに消極的になっている．また，長女と次女は親の元を離れ，独立して生活している期間があるため，父親とのコミュニケーションに戸惑いをもち，自身の動揺を隠せずにいる．

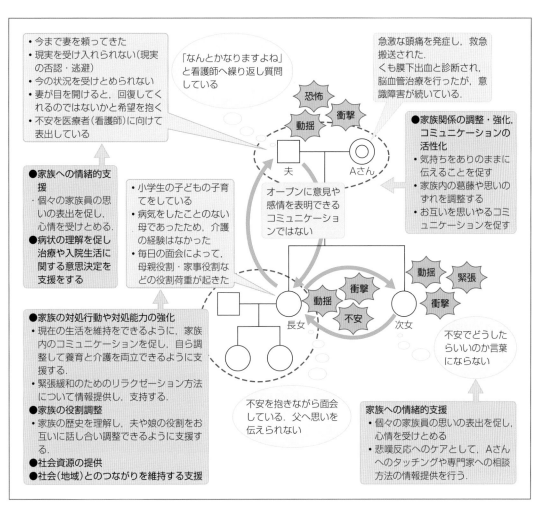

図5.1-1●Aさん家族の家族像とそれを踏まえた家族支援

Aさんの夫は，初療室でも集中治療室でも取り乱していたため，心への衝撃が強かったことを看護師はありのまま受け止め，その思いを大切にして寄り添った．会話をするときは間を置いて沈黙をとることも心がけ，情緒的支援を行った．夫はこれまで病気体験がほとんどなかったため，Aさんの様子を受け入れ難（がた）いと何度も訴えていた．夫の感情を共有しつつ見守り，できるだけ消耗しないように，休息やリラクセーションを促した．状況に応じて看護師が夫の労をねぎらい，いたわりの思いを伝え，気遣うケアを強化した．

長女の面会時にも声を掛け，病気のとらえを理解して緊張を緩和し，安心した環境で面会ができるように調整した．看護師との関係が構築されたころから，長女は「点滴していても手を握りたい」「私の子どもに会わせたい」「母の好きな掛物を持ってきたい」などの要望を口にするようになった．家族のニーズを察知して速やかに対応するケアを行い，長女の要望をかなえ，ケアに参加している実感がもてるように支援した．

次女は悲嘆反応が強いため，状況に応じて医療専門家に相談できることを情報提供した．ベッドサイドでは，次女の面会時にできる限りそばに寄り添い，点滴などがあっても手を握ったり体にタッチングしたりできるようにケアを行った．

2）病状の理解を促し，治療や入院生活に関する意思決定を支援する

　Aさんの夫と娘たちはともに面会に訪れていた．しかし，Aさんの病気に関する話をすると，いら立ちや怒りがみられ，さらに「もうどうすればいいのよ，しっかりしてよ」「（Aさんの）病気はすぐには治らないのよ」「家のこともどうすればいいんだ」と突然泣き出し，思いのずれがみられた．このような状況から，夫を含め長女や次女に，家族内で話し合うことを促した．それぞれの思いがある中で，互いは現在何を求めて，どのようにしたいと考えているのかを理解できるように支援した．

　家族がAさんの病状を受け入れ難いことに共感し，時期を逃さず家族が面会に訪れたときなどに，Aさんの状態をわかりやすい平易な言葉で説明し，情報提供を行った．

　看護師は，医師から説明を受けた家族が，治療の代理意思決定や今後の入院生活をどのように受け止めているのか，家族が直面している問題をどのように認識し，どのような希望をもっているのか，そして希望を実現していく力をもっているのかを把握した．そして，不足している専門的知識を平易な言葉で説明し，家族が抱えている問題や状況に自ら取り組めるように支援した．

　夫は，長年健康だった妻のAさんの病状を受け入れ難い様子だったが，「自分がしっかりしなければいけない，手術が必要ならばやったほうがいい，少しでも体の回復が見込めるならリハビリも必要ですよね」と話したため，夫の心情を受け止めつつ，治療やリハビリへの意思決定を支えた．長女や次女に対しても，面会時に病状を伝え，リハビリの経過や今後の入院生活などを具体的に説明し，情報を提供した．

　家族は，「治療に関して医師の指示を受けて経過を見ていくものの，集中治療を脱したときには，より家族の時間をもてる環境（病室の選択）にしたい．そして，リハビリにも同席したい．家族でもできることがあれば参加したい」という旨を申し出た．看護師は現状を踏まえて，家族の申し出を尊重できるように，医療チームで話し合って調整し，共に家族に合った選択を支援することができた．家族は，このような支援を受けることで「やってみよう」と感じ，直面している問題を自ら乗り越えようと努力する行動につながった．

3）家族関係の調整・強化，コミュニケーションの活性化を図る

　家族の交流の場では，看護師から，家族員が互いに心を開き，現在の思いやAさんに対する気持ちをありのままに伝え合うことを促した．すると，夫は家長としての葛藤とともに，長年連れ添った妻が目の前で倒れ，その場面の衝撃と存在を喪失する感覚が恐怖でしかないことを打ち明けた．その話に娘たちは耳を傾け，父が父親として，家長としての威厳をもつ存在であると思い込んでいたことに気が付いた．

今目の前にいる父親は，不安や葛藤を抱き支えが必要な存在であるとわかり，娘たちは「お父さん，お母さんのそばにいてあげて」「お父さん，少し休んだら？」と相手を思いやる言葉が聞かれるようになった．そうすることで，夫の緊張も緩和され始め，娘に頼る言葉がみられ，父親も娘をいたわるようなコミュニケーションをとるように変化し始めた．Ａさんは意識障害が続き会話はできないものの，Ａさんを通して家族が話すようなコミュニケーションもみられ，家族内の思いのずれも調整され，家族の表情も変化してきた．

　また，夫をはじめ長女や次女が求めているニーズを把握してそれに応じた対応を行った．具体的な方法として，できる限りＡさんのそばにいたいというニーズに対しては，集中治療を行っている場合であっても，家族の面会時間を確保できるよう調整した．そして，家族の行動が患者の支えになっていることを肯定的にフィードバックし，家族の自尊感情や達成感を強化した．家族の感情を表出したいというニーズに対しては，環境を整え，ベッドサイドでＡさんに語りかけられる場を調整した．さらに，夫は自身の不安を表出したいニーズが高まっていたため，安心して不安を表出できる個室を準備して，直面している危機やＡさんの厳しい状況の中でも希望をもち続けたい思いを傾聴した．

4）家族の対処行動や対処能力の強化を図る

　家族へ情緒的な支援を行っても，ストレス状況に置かれた家族が回復するまでには時間を要する．家族の危機が蓄積されないような対処行動や対処能力の強化への支援が必要である．それぞれの家族の生活を維持するための方法を家族自身で見つけ，乗り越えられるように支援した．

　看護師は，家族のコミュニケーションを継続的に促し，家族内で協力できる方法を話し合ってもらった．Ａさんが不在であっても，夫は通常の生活ができるように長女からの支援を調整した．長女は小学生になる子どもの養育はあるものの，長女の夫の協力によって支援が可能であった．また夫の情動も自身で看護師に吐露することで軽減することができ，自宅では家族員と話したりゆっくり入浴したりすることで，リラクセーションを図ることができるようになった．

　長女も，Ａさんの病状に対する不安は継続しているものの，家族とのコミュニケーションや普段と変わらない生活を続けることで，不安の悪化を予防できていた．病院にいるときは，母であるＡさんのそばで声を掛けたり顔を拭いたりして過ごし，自宅に戻ってからは小学生になる子どもの世話や家事など普段行っていたことをして，できる限り生活の変化がないように心がけている．看護師は長女からその様子を傾聴し，病気の家族員を抱えていても，家族ができるだけ普段通りの生活を送っていることは，家族の力を発揮できていることだと称賛した．

　看護師は次女に対して，今の時間の大切さを伝え，悲嘆反応に対して寄り添うことで，次女は職場に短期的な休職を申し出て，心的な負担の軽減や母のそばにいることを優先できた．それぞれの家族員が対処方法を選択できたことを，看護師から肯定的にフィードバックした．家族は，悲嘆の状況が継続されていても，家族なりに取り組めていることが認められ，積極的に行動できるように

なった.

　Ａさん夫婦は，今まで二人暮らしで，趣味を共に楽しみ夫婦関係を維持することができていた．このような夫婦関係を維持できるように，急性期から夫の面会を促し，生活が変化してもきずなを維持できるように支援した．そして，夫の「これからどうしていけばいいのだろう．一人になってしまうの？」という訴えを受け止め，加齢に伴う抑うつや社会的な孤立を防ぐためにも，Ａさん夫婦を支える社会資源などを検討し，支援した．

5）家族の役割調整を行う

　入院後数日が経過すると，それぞれの家族員が，自分の担う役割を意識し始めた．夫は今まで妻のＡさんが行っていた家事役割や新たに生じた介護役割などを意識するようになった．そして，長女は介護役割が増えた上，父を見守る役割も自身にあることに気付いた．

　看護師は，夫をはじめ長女や次女に，自宅での生活の様子を聞きながら，家族員が家族役割についてどのように認知しているのか，どのような期待をもっているのかを問い掛けた．夫は，「自分が今後の生活を決め，以前のように二人で暮らせるようにしていきたい．でも，今までは妻が家の中の事はやってくれていたからねえ……，自分のことはできても妻のことまでできるのかなあ……」「リハビリとかも家でやるとなると……自分だけではできないなあ」と問題が明るみになってきた．その話を聞いていた長女からも，「お父さんだけでは無理でしょ．私たちが手伝わなくちゃ無理でしょ」と発言があり，現実的な役割分担に関しても意識し始めた．次女は，「私は手伝ってあげたいけれど，短期的なことになってしまうわ．今は休職できたけど，いつか仕事に戻ることになるから，毎日の生活で協力することは現実的ではないわ」と，不安を抱えつつ客観的に状況をとらえることができていた．

　医療者との会話の中から，家族員の互いの役割について，家族員の間で一致している点や相違点を明らかにすることができた．そして，相違点の中で歩み寄ることや調整することなどを話し合うことで，家族員の力も高まっていった．また，家族は，新しい役割として介護役割を遂行する必要性を見いだしている．入院中の事だけではなく，在宅療養までの長期的な視野をもち，医療者から情報提供を受けて準備し，心構えをもつことも重要である．

≫ 引用・参考文献

1）Friedman, M. M. Family nursing：theory and practice-3rd ed. Appleton & Lange, 1992.
2）Lazarus, R. S. ストレスの心理学：認知的評価と対処の研究．本明寛訳．実務教育出版，1991.
3）Blumer, H. シンボリック相互作用論：パースペクティヴと方法．後藤将之訳．勁草書房，1991.
4）中山和弘．患者中心の意思決定支援：納得して決めるためのケア．岩本貴ほか編．中央法規出版，2011，p.11-42.
5）伊勢田暁子ほか．延命治療に関わる家族の意思決定．家族看護．2003，1（1），p.48-54.
6）平原直子ほか．生命の危機を乗り越えたくも膜下出血患者を抱える家族の体験．家族看護研究．2008，13（3），p.103-113.
7）岡堂哲雄．家族心理学入門 補訂版．岡堂哲雄編．培風館，1999，p.35-56.
8）山勢博彰．クリティカルケアでの家族看護の現状と課題．家族看護．2012，10（1），p.10-18.
9）山﨑ちひろ．クリティカル状況にある家族への理解．家族看護．2012，10（1），p.33-39.
10）宇都宮明美．クリティカルケア領域での代理意思決定支援．家族看護．2012，10（1），p.40-47.

2 急性期にある小児患者の事例

子どもが急に発病し命の危機的状況に陥ったことで，きょうだい児の育児と子どもの闘病支援の両立や，治療に関する意思決定に直面している家族

家族の紹介

患　者●Bくん，7カ月，男児．妊娠中も特に病気は指摘されず，経腟分娩にて出生した．

経　過●出生後，乳児健診や3カ月健診でも病気や発達状態について指摘されることはなく，ミルクの飲みも良好で日常生活を過ごしていた．5カ月ごろから寝返りもできるようになった．7カ月ごろ，ミルクの飲みがやや悪くなった印象はあったが，機嫌はよかったため，様子をみていた．しばらくすると，ミルクを飲むと時々嘔吐するようになり，灰白色便がみられたため，母親とともにクリニックを受診した．クリニックでは，胃腸炎と診断され，整腸剤を処方されて自宅療養となった．しかし数日経っても状況は改善せず，眼球黄染が出現し，臥床していることが増えてきたため，再度クリニックを受診し採血を実施した．その結果は，T-bil 15.6 mg/dL，D-bil 11.0 mg/dL，AST 1189 IU/L，ALT 1050 IU/L と上昇，凝固機能は PT 36％，INR 2.84 と低下していたため，急きょ総合病院への紹介となり，入院となった．入院した直後から呼吸機能が低下し，自発呼吸も保持できない状態となったため，気管挿管を行い，集中治療室での管理となった．

Bくんは急性肝不全と診断され，内科的治療が開始された．呼吸・循環・栄養管理にわたる全身管理を行いながら，さらに血漿交換を行ったが，ほとんど効果がみられず，再度血漿交換を行った．その後，パルス療法を行ったものの，状況に大きな変化はなかった．入院から1週間が経ち，救命を目指して外科的治療へ切り替えることとなり，治療法として肝移植が検討された．

家　族●Bくんは，父親(35歳)，母親(33歳)，Bくんと双子のきょうだいである妹(7カ月)の4人家族であった．母親は妹の世話をしなければならず，自宅も遠方にあるため，面会に来ることが困難な状況である．父親は転職したばかりで，急に休暇を取得することが難しく，仕事が終わってから19時ごろに来院し，20分程度で面会を終えていた．母方の祖父母はBくんの自宅と同じ敷地内で生活しており，困ったときには頼れる関係である．

1 家族の病気体験

家族は現状をどのようにとらえているか

　何が原因でこのような状況になってしまったのか，家族は必死に考えていた．もっと早い段階で病院へ連れて行っていれば，クリニックでもっと病状を確認していれば，自分たちがBくんの不調

にもっと早く気付いてあげられていたら，ここまでの状態にはならなかったのではないかなど，自分たちを責めることもあった．しかし，なんとかこの状況に立ち向かおうと，病状や治療のことを理解しようとしており，Bくんをベッドサイドで見守りながら看護師に状況を聞いたり，自分の見たことを納得しようとしたりしていた．

家族は予後や経過をどのようにとらえているか

家族は面会の中で，ベッドサイドで医師からBくんの病状やその日の状態などの説明を受けており，Bくんの急激な身体状態の悪化と命の危機的状況は理解していた．しかし，本当にほかに治療法がないのか，この状況に打ち勝ってほしい，いつものように笑ったりミルクを飲んだりしてほしいという奇跡的な状況を希望として抱いていた．家族は，現実的には見通しがつかない状況をよく理解しており，父親は日中，仕事をしながらもBくんのことを思い続け，母親は妹の育児をしながら，なぜこうなったのかと自分を責め，生活の中で自身ができることを必死に考えながら過ごしていた．

家族は治療法をどのようにとらえているか

家族にとって病院で治療を受けるという状況は，自分自身についてもそのほかの家族員についても経験したことがなく，病院での医療者との関係も含めて，すべてが初めてのことであった．家族にとっては医療者の話す言葉が難しいこともあり，困惑する場面もみられた．それでも，積極的に質問したり，自分自身で調べたりしながら，Bくんの経過に寄り添っていた．内科的治療を継続していく中で，病状が一向に改善せず，面会に行くたびに深刻化し，黄疸も進行していたため，内科的治療が本当に有効なのか，もっとほかの治療法がないのか，父親が医師に質問する場面が何度もあった．時々，ベッドサイドでBくんを見つめながら，「この治療が効くように，頑張れ．これは魔法の薬だから，絶対によくなるぞ」と話しかける姿があった．

医師から治療法を提示され，全身管理を行いながら血漿交換，パルス療法，そして肝移植を検討しなければならないところまで，緊急入院してから1週間の間，両親ともに不安定な状況の中でもBくんと共に闘っていた．

家族は必要な療養行動をどのようにとらえているか

家族の自宅は遠方にあり，Bくんが入院している病院までは車で2時間程度かかる距離である．Bくんは命の危機が迫る状態であり，本人の生きる力が必要である．Bくんの病気は，ウイルス等を検査しても原因がわからず，Bくん自身や家族員の行動に原因があるわけでもない．原因不明の肝不全であり，Bくん本人がもつ力を支えることが，今家族ができることであるため，できるだけ時間を調整して面会に来ることが必要だととらえている．

2　家族像

この家族は育児期であり，新しく生まれた子どもを育てながら，父親は転職し心機一転して生活

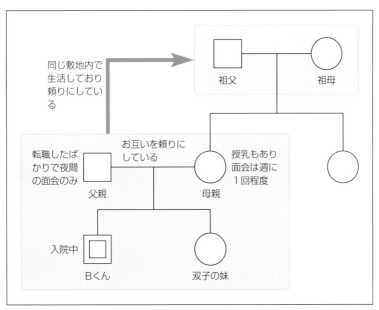

図 5.2-1 ● B くん家族の家族像

を再構築している段階であった. 父親と母親が共に協力して生活していると見受けられる. 母方の祖父母が同じ敷地内で生活しているため, 子どもの世話を頼むことができる. また, 祖父母を通じて地域との交流もあり, 親族を含めて社会との関係は良好である.

　家族は, 夫婦がそれぞれに新しい役割(母親役割, 父親役割)を学習し, 子育てを通じて育児に関する技術を獲得している段階である. その中でBくんの発病と入院が生じ, 家族員の生と死という課題に直面しながら, Bくんの双子の妹の育児をし, 闘病生活の中で家族の再構築を行わなければならない状況にある(図5.2-1). 父親と母親はお互いを頼りにしており, 家族の生活とBくんの介護のバランスを取りながら暮らしている. しかし今, Bくんは命の危機的状態であり, どのくらいの余命があるのかも不明で, 治療法も確立せず手探り状態であり, Bくんにとっては不安な闘病生活である. また, Bくんの病気の発症と急激な進行は, 家族にとっては予期せぬ大きなストレスであり, 危機的状況である. 家族は, 子どもの成長を見守る状況と, 子どもに死が訪れるかもしれないという危機的状況に同時に直面している.

3 援助関係の形成

　家族にとって, ついこの間まで一緒に生活し, 笑ったり泣いたり, 食事をしたり遊んだりしていた子どもが, 命の危険にさらされる状況は, 最もつらいことであり, 現実として受け止めることが難しい. あまりにも突然のことで, 信じ難い状況にどう対応し, 乗り越えていったらよいのか, 途方に暮れるのは当然のことである.

　Bくんは, この家族にとって第一子であり, 祖父母にとっては初孫であった. 家族はBくんと妹

の2人を中心に生活を送っており，Bくんがいない生活が突然やってきたことが信じられず，Bくんがいなくなってしまうかもしれない恐怖と病気の進行に対する不安を抱いていた．Bくんが原因不明のまま状態が悪化し，命の危機と闘っている中，この危機的状況に直面している家族のもつ恐怖と不安を理解しながら，目の前にいるわが子とどう向き合うか，家族と共に悩み考えていくことが重要である．

　Bくんの家族は，自宅が遠方であり，またBくんには双子の妹がいるため，母親は面会に来ることがなかなかできない状況にあった．父親は，生活を支えていくために，転職したばかりの仕事を休むことが難しく，また面会のたびにBくんの状態が悪化していくのを見たくないという気持ちと，Bくんを失ってしまうかもしれない恐怖感で面会から足が遠のいていた．そのため家族には，厳しい状況であっても，Bくんが安心して治療に立ち向かうためには，家族の声掛けやタッチングが支えになることを伝えたり，Bくんが頑張っていることを面会時に伝えたりすることで，Bくんと家族のつながりが維持できるよう働きかけた．

　そして，家族の今の状況を理解するために，家族の思いに耳を傾け，生活の中で大変なことなどを把握し，できるだけ家族員一人ひとりのことを確認していった．その中で，少しずつ家族とのコミュニケーションが取れるようになり，父親は仕事帰りの数分だけでもBくんの顔を見るために病院に立ち寄ったり，仕事の合間に来院したりすることが増え，家族の状況や，家族員それぞれの気持ちについても話すようになり，Bくんの治療を共に支えられる関係を築けた．

4　家族への看護アプローチ

援助の方向性：家族が，命の危機的状況にあるBくんを含めた家族のつながりを大切にし，意思決定ができるようになる．

　命の危機的状況にある子どもの家族は，予期的不安や死への恐怖の中，あらゆることを決断しなければならない．急性期の治療のもとでは，少しの体動がバイタルサインを変動させてしまうこともあり，家族のケア参加が難しく，限られるようになる．家族自身ができることが少ない中で，状況を把握することに努め，助かってほしいと願い，時には罪悪感を抱きながら，治療を選択する大きな意思決定を迫られることもある．生活時間が変化していくため，家族内のコミュニケーションが少なくなり，すれ違い，家族同士の相互理解が低下して家族としてのまとまりがなくなっていく．そのような状況の中で，家族としての機能をもち続けることは容易ではない(図5.2-2)．

　Bくんには急激に発症した症状に対して，懸命な治療が続けられた．しかし，どの治療も効果がなく，最終的には肝移植という外科的治療が提示された．そのような中，家族がBくんの状態や治療についてよく理解して意思決定できているのかを確認しながら，ケアを進めていく必要がある．

1）家族への情緒的支援の提供

　Bくんは命の危機的状況にあり，家族にとって子どもを失うかもしれない状況は，人生の中で最

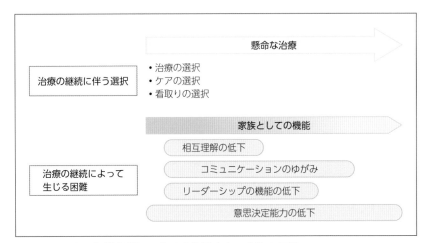

図 5.2-2●命の危機的状況にある家族員をもつ家族の困難

も大きなストレスであるといわれている．この家族は，Bくんの置かれている状況に冷静に対応できているが，Bくんのことばかり考えてしまい，眠れなかったり，食事が喉を通らなくなったりし，何をしても手につかない状況になってもおかしくない．

Bくんの母親は，ある日の面会時に「自分がもっと早くに，大きな病院に連れて行けば，こうならなかったんじゃないかな……」とベッドサイドで涙を流しながら，Bくんの手を握っていたことがあった．母親は，医療者には時々笑顔を見せ，自分の気持ちは表面に出さず，しっかりした母親としてベッドサイドにいることで自分を保っていた．また，父親は，転職したことで自分の生活に余裕がなくなってしまい，すべての育児が母親に任せきりになっていたことを悔やんでいた．それでも，自分がしっかりしなければならないという責任感をもち，医療者とはほとんど話すこともなく面会に来ていた．

どんな状況であっても，さまざまな思いをもった母親，父親の気持ちをありのままに受け止め，感情表出を促すために，治療の経過の中でBくんの支えになったことを具体的に伝え，父親，母親としての自信につなげたり，ケアの保証としたりした．

2）治療や家族生活に関する家族の意思決定への支援

Bくんの病態は，原因が明確にはわからず，確立した治療法がないため，低い可能性に賭けて生体肝移植に挑むか，このまま看取るかの選択が必要であった．緊急入院から急激に状態が悪化し，状況がどんどん悪くなっている中で，家族はBくんの病態や置かれている状況を理解するために必死になっていた．

Bくんは，内科的治療では効果がなく，外科的治療である生体肝移植を提示された．家族は，何とかしてBくんを助けたい一心で，すぐに医師の提案を受け入れようとした．しかし，生体肝移植を実施してもBくんの命を救えるかどうかは不明であり，両親は共にその状況を十分に把握している状態ではなかった．そのため，母親，父親とインフォームドコンセントの時間をセッティング

し，まずは状況を共有し理解する必要があった．何がBくんにとって最善なのか，家族にとって最もよい選択は何かを共に考え，両親が共に納得する，子どもを主体にした意思決定ができるよう話し合った．

　家族はBくんの闘病生活を中心にして，それぞれの役割の中で，生活を調整している．厳しい状況ではありながらも，目の前のことを一つずつ解決し，家族の中で協力体制が取れているが，よく面会に来る父親と週に1回程度の面会の母親の間に温度差がないか，確認する必要がある．

　母親と父親それぞれの意見を尊重し話し合った結果，父親から生体肝移植をしたいという希望が伝えられた．その際，母親は「この子のために自分たちができることはないけれども，少しでも望みがあるのなら賭けてみたい」と発言し，父親は「血漿交換とかいろいろな治療をしてもどんどん悪くなってしまって，この子に苦しい思いをさせてしまった．肝移植も楽な治療ではないけれども，生きられる可能性があるのであればやってあげたい．ママと相談して決めたんです」と話していた．家族はお互いの意見をオープンにして話し合い，意思決定することができた．

　この家族は，大きな決断が必要なときや緊急のときなどは，父親と母親が共に話し合って決定している．内科的治療の時点では，何とか助かる方法を模索して医療者側から治療法を提示し，治療行為を中心に進めていったが，外科的治療である肝移植は，脳死提供は非現実的であるため，生体肝移植での治療を提案している．しかし，肝移植も根本的な治療とはいえず，今の状況を改善できる確率はそれほど高くないと説明を受け，どうしたらよいのか家族の中で相談している．

3）家族の問題解決能力の強化／家族の対処行動への支援

　生体肝移植では，一つの家族から2人も手術をする患者を出さなければならない．すなわち，命の危険があるBくんのために，誰がドナーとなるのかを家族の中で相談しなければならない．Bくんの父親は，生体肝移植のドナーにいち早く手を挙げ，自分がドナーになりたいと申し出た．父親は，そうすれば家庭がうまく収まるし，自分にできることはこれしかないと考え，家族に相談はしなかった．母親としては，相談してほしかったという気持ちがあった．また，ドナーとなる父親の入院中は誰が妹を養育するのか，経済的な問題はないか，手術を受けることで将来的に問題はないのかなど，今までの生活とは大きく異なる点を考えなければならない．そのため，家族の状況を確認しながら，それぞれの家族員が抱えている思いや問題を明らかにし，家族がその問題に立ち向かえるよう情報提供をしたり，医療者ができることをフォローしたりし，家族の問題解決能力を強化していく必要がある．

　この家族は，父親と母親がお互いを信頼しているが，父親が一人で問題を背負っているところもあり，十分な話し合いをして家族に起きた危機的状況を乗り越えられるよう家族全員で取り組んでいかなければならない．家族内でまずはお互いがどんな気持ちかを共有した上で，どう治療を選択するのかを相談し，今起きている事実に向き合うことができるよう促すことが必要である．

　この家族は，わからないことがあれば医療者に聞き，その都度相談しながら一つずつ物事を進め

ている姿がみられた．自分たちだけで対応できない場合は，祖父母にも声を掛け，Bくんの治療を進められるように積極的に行動していた．そのため，これらの対処行動を強化し，家族が力を発揮できるように支援した．

4）家族関係・家族生活の維持への支援

　命の危機的状況にある子どもをもつ家族は，病院で付き添う時間が長くなり，生活の中でゆっくりコミュニケーションが取れず，家族で話し合う機会も減少する．そうした場合，家族間の関係性が崩れ，意思決定も方向性が定まらないまま進むことが多々ある．Bくんの家族の場合は，両親がそろって面会に来ることはほとんどなく，母親は週に1回程度しか面会に来ることができない状況である．そのため，家族員同士の関係性を維持できるよう，Bくんの代弁者となり，Bくんと母親，Bくんと父親，父親と母親，Bくんと妹をつなぐことができるような言葉掛けを行うことが必要である．

　Bくんの家族は，母方の祖父母が同じ敷地内に住んではいたものの，生活はほぼ自立していた．Bくんの長期にわたる闘病生活は，家族自身の健康状態に影響を与え，家族は不安や予期悲嘆などの大きなストレスを抱えることになる．そのような中で，家族が生活を壊すことなく，その家族らしく暮らせるよう，どんな状況でも立ち向かえるよう支援しなければならない．この家族は，本当は毎日Bくんの面会に行きたいと思っていた．しかし，入院施設が遠方にあるため，車の運転に自信がない母親は，Bくんの妹の世話もあり，往復を含めると5時間はかかる面会の頻度を調整しなければならなかった．それぞれの家族員が，Bくんとの面会と家族の状況を考え，闘病生活とのバランスが取れるように支援した．

5）家族の現実認識の促進への支援

　Bくんの病態はかなり厳しく，家族は生への希望をもてずにいた．面会のたびにBくんの状況が悪化していくのを見て，絶望感に襲われる日々が続いていた．その中で，治療法として生体肝移植が提示された．生体肝移植は，3親等以内の家族から臓器を提供することになる．家族は，自分が肝臓の一部を提供したらBくんは生きられる可能性があると考え，相談の結果，生体肝移植を行うことに決めた．しかし，Bくんの生体肝移植は，良好な状態で行う治療ではなく，呼吸器条件が，吸入酸素濃度（FiO_2）が1.0とこれ以上の酸素化が困難となっている中での移植であるため，手術により命の危機的状況を脱するわけではない．家族には，希望は持ち続けながらも過度に期待させないよう，繰り返しの面談が必要となる．

　家族は，生体肝移植を行えば，Bくんの命が助かると認識していた．しかし，肝移植後は生涯にわたり免疫抑制薬を内服しなくてはならず，移植をしたら治療が完了するわけではない．そのため，家族が生体肝移植という治療法や，治療後の状態についてどのように理解し，治療の選択についてや，Bくんにどうなってほしいと考えているかを，面談やベッドサイドでの面会を通して確認していくことが必要である．

3　在宅で療養する高齢患者の事例

病気を抱えながらも人生の終焉を在宅で過ごしたい高齢夫婦と，悪化した病状での在宅生活に不安を抱く子どもたちとの間で，家族生活の再構築に向けた合意形成が困難になっている家族

家族の紹介

患　者●Cさん，82歳，女性，要介護2．慢性心不全，認知症があり，夫と共に往診医の定期的な診察を受けていた．Cさんは2年前から記憶障害，見当識障害が進行し，一人での外出，食事の準備は困難となったが，日常生活はほぼ自立していた．

経　過●誤嚥性肺炎で入院となったCさんは，入院後も誤嚥性肺炎を繰り返し，胆囊炎の併発など，病状は一進一退で長期の入院となった．嚥下機能の低下も改善がみられず，経口摂取は断念して中心静脈栄養法（total parenteral nutrition：TPN）が開始された．日常生活動作（activities of daily living：ADL）は排泄・移動に全介助を要し，ベッド上で過ごすことが多く，喀痰の自己喀出もできないため，口腔・鼻腔内吸引も適宜必要であった．

　病状は安定し，退院可能な状態となったが，主治医から「今後も肺炎を繰り返す可能性は高い．心機能も限界まできており，根本的な治療は困難なため，急変の可能性も高い」と家族に説明されている．Cさんの家族は今後の療養について検討するように主治医から勧められているが，家族内で十分に話し合うことができず，決定が困難だった．また，「こうなったのは病院の管理が悪いからではないか」と医療者を責める発言もみられ，面会は長男・長女が交代で週末に短時間来るのみで，医療者を避けている様子がある．

家　族●脳梗塞の後遺症で寝たきり状態（要介護5）の夫（88歳）と長男（50歳）の3人家族である．長女（56歳）は他県に在住しており，夫（58歳）と娘2人（26歳，24歳）の4人暮らしである．Cさん夫婦の兄弟は他界しており，近くに親戚はいない．

　入院前，Cさん夫婦は訪問診療，訪問看護，訪問介護を利用し，一日のほとんどの時間を夫婦だけで過ごし，Cさんは夫のベッドサイドで過ごすことが多かった．Cさんは認知機能の低下はあるものの，夫の介護を献身的に行い，常に周囲を気遣いながらにこやかに過ごしていた．長女は遠方に住んでいるが，家族の窓口となり，Cさん夫婦の介護面および健康管理，経済的管理のすべてを担い，仕事を兼ねて月に1，2回はCさん夫婦宅を訪問し，数日泊まる生活を続けていた．同居の長男は転職を繰り返し，最近新しい職場に変わったばかりで外出が多い．

　Cさん夫婦を担当する介護支援専門員，訪問看護師，介護福祉士（以下，在宅ケア担当者）は，入院中も交代で面会に来て，Cさんを元気付けている様子である．しかし，在宅ケア担当者らは，長男，長女が威圧的な態度をとり，介護に協力的でないことや，夫婦のための新しいケア提供の提案をしても受け入れてもらえないことがあり，このままではCさん夫婦の在宅療養の継続は難しいのではないかと懸念していた．

1 家族の病気体験

病気のとらえ方・理解

　Ｃさんの病気は「死と再構成の段階」にある．Ｃさんは入院が長期になり，身体の調子が思うように改善していないこと，残された時間が少ないことを自覚し，「ここでは死にたくない．家に帰りたい」と死を意識し不安を感じている言動があった．また，Ｃさんの夫は常にそばにいたＣさんの入院で精神的に不安定になり，夜間眠れない日が続いている．夫はＣさんの入院中の様子を長男や在宅ケア担当者から聞いてはいるが，Ｃさんの病状についての理解は難しい．

　Ｃさんは，夫が脳梗塞になり寝たきりの状態になってからは，「夫を妻として支えていきたい」という強い気持ちを長男と長女に話し，Ｃさんが中心となって夫の介護を担ってきた．しかし，Ｃさんが認知症となり，徐々に判断能力が低下していることに長男と長女は不安を抱いていた．Ｃさんが父親の介護を続けることに限界を感じていたものの，Ｃさんが穏やかに過ごしていたため，将来の療養について相談をする機会を逸していた．

　Ｃさんが突然このような状態になり，高齢の両親が２人とも要介護状態になってしまった長男と長女は，Ｃさんの意思を尊重し，自宅療養したいという希望をかなえてあげたいと考えている．しかし，父親の介護に加え，Ｃさんの点滴管理や吸引などの処置，またいつ病状が急激に悪化するかわからないという状況に，介護者としての責任の重さ，負担を感じ，自分たち家族にこれ以上の介護や自宅での看取りはできないのではないだろうかという不安，自信のなさを抱いていた．

情緒的反応

　Ｃさん，長男，長女は，医師からこれ以上の病状回復は難しいこと，急変の可能性があることの説明を受け，厳しい病状については理解していた．しかし，長男と長女は，入院前までは認知機能は低下していても日常生活は自立していたＣさんが，入院を機に病状が深刻になっていることに困惑し，怒りや不安，無力感などにさいなまれ，そのやり場のない気持ちを医療者への攻撃的な態度として表現している．そして，現状の受け入れ難さから，何とかＣさんが回復することを願い，現実的な検討を迫られるほど否認や逃避の反応が強くなっていると思われる．

2 家族像

　この家族は在宅生活を継続するために，地域援助者からの協力を最大限に得てきた．家族間やコミュニティの関係を俯瞰してみると，家族はＣさんの望むようにさまざまなことを決定し，Ｃさん中心の家族生活を送ってきた．しかし，Ｃさんが突然入院となり，点滴管理や吸引などの処置が必要な上に，これ以上の病状回復は望めず，余命も長くはないと言われ，家族全員が動揺し困惑している．

　Ｃさんの夫は５年前に脳梗塞を発症してから，Ｃさんの支えのもとで療養生活を送ってきた．こ

の家族はCさんの夫の病気体験により，Cさん夫婦の情緒的結びつきを再認識し，夫婦が一緒に穏やかに過ごす時間を大切にしてきたのだろう．Cさん自身が妻として夫に尽くし，子どもに迷惑をかけず，夫のそばで介護を全うしたいというニーズもある．病気を抱え，重篤な状態の家族員が複数重なり，Cさんの望みである自宅での療養を継続したいが，Cさん夫婦の介護を同居の長男のみで行うことは現実的に難しい．家族員それぞれの思いや苦悩があるが，長男と長女の間では互いの立場を考え遠慮し，真意を伝え合えず，個々で悩んでいる．そのため，今後の療養についての具体的な検討に至らず，家族の合意形成，家族生活の再構築が困難となっている．

3　援助関係の形成

　医療者が家族に次の療養先の意思決定を迫るとき，家族は医療者に対し，「自分たちの困惑や思いを理解してもらえない」と感じ，互いの関係に緊張が高まり，関係性の不調和を生じることがある．医療者は，家族が意思決定に時間を要していても，「方向性を決められない家族」ととらえるのではなく，家族の置かれている状況を理解し，Cさんと家族にとって最善の選択を，家族と共に探していく協働の姿勢が必要である．特に，認知機能の低下がみられるCさんとのコミュニケーションの促進により，Cさんの意向，希望，価値観の理解に努め，「Cさんらしさ」を家族と共有することが，家族との協働関係には重要である．

　また，家族はCさんと過ごせる残された時間が長くないことを理解しており，喪失体験としての否認，怒りなどのさまざまな思いを表出している．医療者は，そのような家族の心情に真摯に向き合い，Cさんと家族が抱いている死への不安や揺らぎ，戸惑いや自信のなさなどの感情を安心して表出できるように見守り，ありのままの感情を受け止めていく姿勢が必要である．そして，家族の置かれている状況や，抱えている問題を中立的な立場でとらえ直し，家族の個別性を認めながら家族の健康的な側面，肯定的な側面を見いだし，肯定的フィードバックを行い家族と共有する．このような過程を繰り返し，家族と援助関係を形成して，家族が潜在的にもっている力に気付くことを助けながら，エンパワーしていく．

4　家族への看護アプローチ

援助の方向性：家族がCさんの真のニーズを理解し，互いの思いを共有しながら，これからの療養
　　　　　　　生活をどのように過ごしていくのかを決定し，その実現に向けて家族全体で取り組
　　　　　　　むことができる．

　家族はこれまで地域援助者の協力を最大限に得ながら，高齢の夫婦の療養生活を支えてきたが，家族の中心的存在であるCさんが突然重篤な状態になったことにより，家族は動揺し，高齢の夫婦の療養における意思決定や生活の再構築が困難になっている．それぞれの家族員の思いの表出を促し，情緒的支援とともに家族のコミュニケーションを活性化させ，相互理解，家族の凝集力を高め

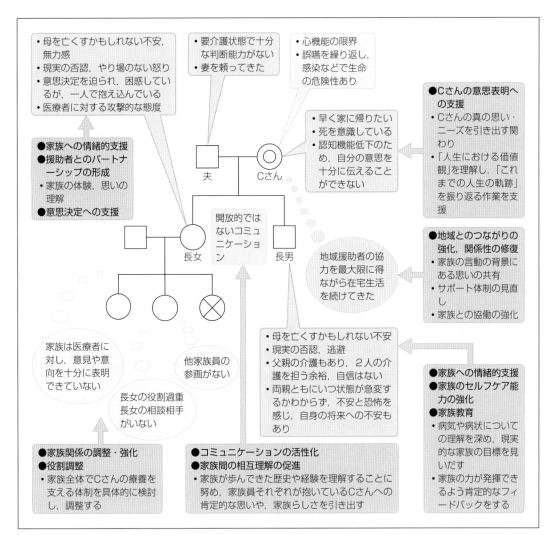

図5.3-1●Cさん家族の家族像とそれを踏まえた家族支援

る支援が必要となる。その上で，家族全体でCさんの思いや意向を理解しながら，これからの療養生活への意思決定ができるように支えていく。また，療養生活を支える上で家族と援助者が協働できるように思いのずれを修正し，家族がCさんとの残された時間を安心して，家族らしい生活を送れるように支援する。そして，いずれ訪れる最期の時に備えて，家族の凝集力を高めグリーフを助ける支援につなげたい（図5.3-1）。

1）家族への情緒的支援の提供

　看護師は長女，長男が抱いている不安，思いを真摯に受け止め，安心して感情を吐露できるように関わった。これまで長女はCさんの意向を尊重し，さまざまなことを決定してきたが，Cさんの残された時間が短いと知り，困惑し受け入れられない気持ちを少しずつ吐き出した。そして，「実

は私，1人子どもを亡くしていて……母には本当に迷惑を掛けてしまいました．私の娘たちは母に育てられたようなものです．亡くなった子どもは心臓が悪くて何度も手術をして……長期の入院や退院を繰り返したものですから，ほかの子どもたちは小さいころ，母に預けていました．母には本当に感謝していて……元気になってもらいたい．でも，難しそうですね」と涙ながらに語った．

　一方，長男もCさんを亡くすかもしれない不安や，Cさんが亡くなった後，残された父親と自分の生活に対する不安で眠れないと語った．長男は自身の思いを相談する人もおらず，Cさんの入院後，父親が精神的に不安定になっていることから，その対応にも困っていた．先の見えない介護に対する不安は，同居している長男の立場から考えると当然であろう．これまでCさんが担っていた役割に，さらにCさんの介護が加わることは，新しい仕事を始めたばかりの長男にとって相当な負担になることは容易に推測できる．看護師は長男の心情に沿って理解を示し，Cさん夫婦の生活を支えるために，家族全体で援助者とともに実現可能な方法を検討することを提案した．

　また，入院前の家族の状況や思いについても，看護師が面談の中で傾聴する機会をもった．長女は遠方に在住しているため，十分介護に協力することができなかったことを自覚しており，罪悪感をもつ一方で，「協力しない家族」とレッテルを貼られていると感じ，「仕方ないではないか」と焦燥感にさいなまれていたことが語られた．家族のそのような事情を本音で話し合う機会がなかったことから，援助者との思いのずれが徐々に大きくなったことが推測された．長女がこれまで両親のために時間をつくり，頻繁に両親のもとに通い支援していたことを支持し，いたわった．長男，長女ともに自分の思いを語ったのは初めてであり，「少しすっきりした」との言葉が聞かれた．その後も家族が歩む悲嘆の過程を把握し，感情の揺れに配慮しながら，いつでも話を聞くことのできる準備があることを伝え，家族の希望時に面談をした．

2）家族のコミュニケーションの活性化による家族間での相互理解の促進

　長女と長男はそれぞれ不安や葛藤があったが，お互い忙しい日々を過ごし，遠慮していたことから連絡を取っておらず，コミュニケーションが十分ではなかった．そのため，看護師は互いの思いを話す機会をもってはどうかと提案したが，長女の一方的なコミュニケーションになってしまいがちであったことから，適宜，看護師が長女と長男の間の橋渡しをする役割を担った．

　また，長女との面談の中で，Cさん家族の歩んできた歴史の中で，Cさんと孫の関係の深さが理解できたため，孫の参画を促した．長女は心配をかけたくない思いもあったが，子どもたちに相談した．2人の孫はすぐに面会に来て，母親である長女に「なんで今まで教えてくれなかったの？おばあちゃんは昔から病院が嫌いだから，かわいそう．早く，帰してあげようよ」と自分達が介護をしたいと申し出た．その後，家族全体で話し合いの機会をもつこととなった．

3）家族の意思決定への支援

Cさんの思いの表出を促す関わりをする

　Cさんは認知機能低下があり，難しい質問の理解や自身の考えを整理して十分に伝えることが難

しかったため，看護師は日常的にケアを行う場面で本人の意思を確認した．看護師は清潔ケアの後，身体をマッサージしながら，これまでの人生を振り返るための問いかけや，思いを表出するケアを行った．Cさんからは，「若いころは，夫は仕事が忙しくてあまり一緒に過ごすことができなかった．今はずっと家にいるでしょ．私がそばにいないとダメなのよ．早く家に帰りたいわ．きっと心配しているわ」「私は病院嫌いなの．お願い，早く家に帰らせて」「もう寿命だからね．何もしなくていいから……最期まで夫と過ごしたい」と思いを吐露した．Cさんは「子どもたちには迷惑を掛けたくないから言っていないが自宅に帰りたい」と何度も語った．また，在宅ケア担当者の面会時にも看護師が同席し，Cさんのペースを尊重しながら，Cさんの思い，心配事，大切にしていることや価値観，これからの療養に関する希望などを聞いていった．

　家族の面会時には，Cさんがそれらの思いを表出できるように，リラックスできる環境として孫にCさんが好きな音楽や写真などを準備してもらい，Cさんと家族の交流の時間を増やす工夫をして，Cさんの人生を家族とともに振り返るきっかけを作った．Cさんは孫と一緒に暮らしていたころの思い出を楽しそうに話す場面もあり，家族との会話を楽しむ時間が増えた．Cさんも活気を取り戻し笑顔が増え，遠慮していた長女や長男に対しても「いつもありがとう．お父さんが心配なの．何もせず静かに過ごしたい」と素直な気持ちを伝えることができた．また，Cさんは「自宅の庭の桜が見たい．孫たちと桜の前で写真が撮りたい」「夫と一緒に音楽を聞きたい」と話した．

家族員それぞれの思いを引き出し確認しながら，Cさんの思いを家族が共有し，本音で話し合いができる場を設定する

　家族員（長女夫婦，長男，孫2人）と主治医，看護師が参加し，話し合いを進めた．Cさんの意向は家族全員が理解しており，「なんとか，Cさんの望みをかなえてあげたい」と全員が考えていたが，高齢夫婦2人の介護を担うことの現実的な難しさと，看取りへの不安が語られた．また，長男は「仕事が決まったばかりのため，協力はするが仕事を優先したい」，孫は「小さいころからかわいがってもらって，今恩返ししなければ後悔する」，長女も「これまで仕事を優先してきたけれど，これからはCさんに尽くしたい」とそれぞれの思いを伝え合った．そして，在宅での生活を具体化するため，介護方法，症状マネジメント，緊急時の対応についてなどを具体的に看護師より助言・指導し準備を進め，実現可能であるか話し合いを重ねていくことになった．

　看護師は，家族の揺らぎ，戸惑いは当然であり，決定は急がず，家族が最善を尽くしたと思えるように支援したいことを伝え，Cさん，家族にとっての最善を一緒に考える姿勢を示し続けた．

4）家族教育

　看護師は家族全員に，おむつ交換や身体の清潔保持，体位変換などの介護技術や吸引，TPN管理の技術指導を行った．面会が遠のいていた長男も仕事が終わると来院し，手技の練習に参加した．「難しいな．とてもできる自信がない」と漏らすこともあったが，できる範囲での協力でよいことを説明した．長男の努力を認め，できることの肯定的フィードバックを繰り返し，家族員同士

が励まし合いポジティブな反応を互いに表現することを促進した．また，起こり得ることを予測しながら対処方法の準備（症状マネジメント）を進め，特に緊急時の具体的な対応や連絡方法については家族と関連機関とで決めておき，落ち着いて適切な行動がとれるように準備をした．

　Ｃさんの家族はこのような過程を経て，Ｃさんの希望している在宅療養を，家族全体で支えていくことへの意思を固めた．

5）家族が決定したＣさんの望む在宅療養の実現に向け，家族間の役割調整，地域との協働体制の構築

　まずは，家族内の役割調整を支援する．家族が新しく介護役割を担う努力をしていることを認め，家族の役割移行への肯定的なフィードバックを行い，家族員個々が「できる」という自信がもてるように働きかけた．また，在宅療養に向けての話し合いの結果，孫2人が介護休暇を取得し介護に協力すること，家族内で曜日ごとに役割分担を検討し，平日は孫2人，週末は長男と長女が主で対応することを決めた．

　長女は「これまでいろいろなことを一人で決めてきたので不安でしたが，子ども達が協力してくれて母も弟も安心しています．迷惑を掛けてはいけないと思っていましたが，母にとってはあの子たちは特別ですから．あと少ししか一緒にいられないので，後悔のないようにみんなで協力していきます」と安心した様子がみられた．

　次に，地域援助者との協働体制再構築（援助者との思いのずれの修正，協働体制の強化）に向けて支援を行う．在宅ケア担当者には，看護師から，家族の思いや今後の孫を含めた介護の役割分担について伝えた．在宅ケア担当者からは，自分たちも家族の詳細な事情を聞く機会がないまま関わってきたことを振り返り，Ｃさんの立場からみた偏った視点で家族をとらえていたことに気付き，Ｃさん夫婦の生活を支えるために家族と一緒にできることを考えたいと話した．

　そして，Ｃさん，家族（長女，長男，孫），関係医療者，在宅ケア担当者が参加したカンファレンスの場では，介護支援専門員が中心となり，具体的な在宅ケア計画を立案し，訪問診療は従来通り月2回，訪問看護は1日2回を毎日，訪問介護は週5回，訪問入浴の利用などを決めた．その後，家族と地域援助者の準備が整い，桜が咲くころにＣさんは自宅退院となった（図5.3-2）．

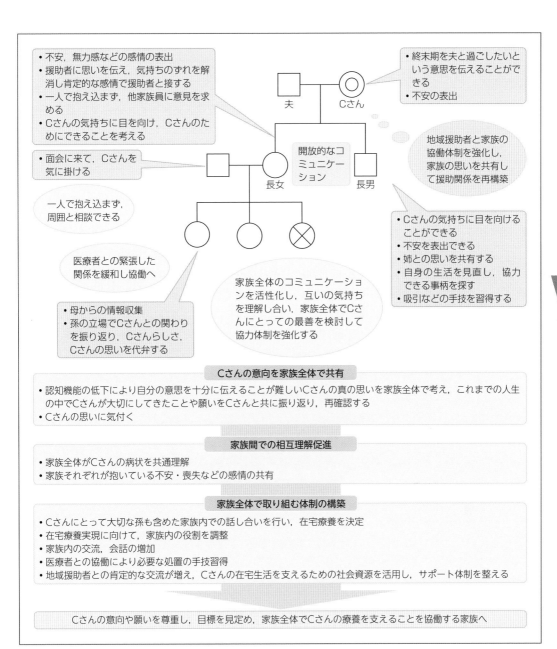

• 不安，無力感などの感情の表出
• 援助者に思いを伝え，気持ちのずれを解消し肯定的な感情で援助者と接する
• 一人で抱え込まず，他家族員に意見を求める
• Cさんの気持ちに目を向け，Cさんのためにできることを考える

夫　　Cさん

• 終末期を夫と過ごしたいという意思を伝えることができる
• 不安の表出

• 面会に来て，Cさんを気に掛ける

開放的なコミュニケーション

地域援助者と家族の協働体制を強化し，家族の思いを共有して援助関係を再構築

長女　　長男

一人で抱え込まず，周囲と相談できる

• Cさんの気持ちに目を向けることができる
• 不安を表出できる
• 姉との思いを共有する
• 自身の生活を見直し，協力できる事柄を探す
• 吸引などの手技を習得する

医療者との緊張した関係を緩和し協働へ

家族全体のコミュニケーションを活性化し，互いの気持ちを理解し合い，家族全体でCさんにとっての最善を検討して協力体制を強化する

• 母からの情報収集
• 孫の立場でCさんとの関わりを振り返り，Cさんらしさ，Cさんの思いを代弁する

Cさんの意向を家族全体で共有

• 認知機能の低下により自分の意思を十分に伝えることが難しいCさんの真の思いを家族全体で考え，これまでの人生の中でCさんが大切にしてきたことや願いをCさんと共に振り返り，再確認する
• Cさんの思いに気付く

家族間での相互理解促進

• 家族全体がCさんの病状を共通理解
• 家族それぞれが抱いている不安・喪失などの感情の共有

家族全体で取り組む体制の構築

• Cさんにとって大切な孫も含めた家族内での話し合いを行い，在宅療養を決定
• 在宅療養実現に向けて，家族内の役割を調整
• 家族内の交流，会話の増加
• 医療者との協働により必要な処置の手技習得
• 地域援助者との肯定的な交流が増え，Cさんの在宅生活を支えるための社会資源を活用し，サポート体制を整える

Cさんの意向や願いを尊重し，目標を見定め，家族全体でCさんの療養を支えることを協働する家族へ

図5.3-2●Cさん家族の家族支援による変化

4　在宅で終末期を迎える患者の事例

子どもたちへの思いやりやこれまでの価値観に縛られ，病気管理を夫婦で抱え込んでいる上，患者の強固な意向に圧倒され身動きが取れなくなっている家族

家族の紹介

患　者　Dさん，45歳，女性．

経　過　約1年前に胃癌と診断され，すでに他臓器への転移が認められたため手術適応にならず，CVポート（皮下埋め込み型中心静脈アクセスポート）を造設して通院で化学療法を受けながら闘病してきた．1カ月ほど前から経口摂取も困難になり，体重減少，体力低下が著しくなってきたため入院となった．入院後，医師から，今後化学療法を実施することは難しく，経口摂取もさらに困難になってくるため，高カロリー輸液を投与しながら，症状緩和を主体にした方針になることが説明された．また余命は2～3カ月程度で，終末期の療養場所として，自宅または緩和ケア病棟などへの転院を提案された．

　夫は緩和ケア病棟への転院を望んだが，Dさんは在宅で療養することを希望した．しかし，子どもたちに病人のような姿を見せたくないと言い，経口摂取が困難な状態にありながらも在宅で点滴などを行うことに抵抗を示していた．また，Dさんは疼痛を訴えることもあったが，鎮痛薬の積極的な使用も拒んでいた．

家　族　夫（45歳，会社員），長女（18歳，高校3年生），次女（16歳，高校1年生）の4人家族．隣市にDさんの両親（父76歳，母74歳）と，妹（42歳）とその家族が住んでいる．夫の両親や兄弟は，他県に在住している．

　Dさんの病気に関して，夫と実妹以外には難治性の胃潰瘍と伝えており，実妹にも病状に関する詳しいことは伝えていない．夫方の親族は他県在住であることもあり，特に話はしていない．

1　家族の病気体験

病気のとらえ方・理解

　積極的な治療が困難となり，予後も2～3カ月程度であるため，「死と再構成の段階」にある（健康－病気のステージ）．Dさんは病気を治したいという強い思いで，治療の副作用が出現しても弱音を吐かず，気丈に治療を受けてきた．緩和ケア病棟に対しては，死を待つような場所と言い，疼痛コントロールに対しても，痛みに耐えられなくなることは，病気に負けることと考えている（病気のとらえ方・理解）．

　夫は，疼痛コントロールをしながら緩和ケア病棟で穏やかに過ごしてもらったほうがよいのではないかと考え，在宅療養をさせていくことは衰弱を早めるだけではないかと感じている（病気のと

らえ方・理解). また, 平日日中はDさんが一人で過ごすことになるため, 帰宅したらDさんが亡くなっていることもあるのではないかという恐れも抱いている. 子どもたちをそのような場面に遭遇させたくないという思いがあり(家族のニーズ), Dさんの在宅療養を受け入れることを躊躇<ruby>躊躇<rt>ちゅうちょ</rt></ruby>している.

　子どもたちには, 詳しい病名や病状については話していない. しかし, 徐々に衰弱していくDさんを身近で見てきており, 本当に治るのだろうかと, 漠然とDさんの病気は悪いものではないかと感じている(病気のとらえ方・理解)ことが推察される.

　家族は, これまでと変わらずDさんを支援する側面がみられているが(病気・病者・家族の様相), 病状の進行により死期が迫ってきたことで,「これからどのようにしたらよいのか知りたい」「誰かに助けてほしい」と思っていることがうかがえる(家族のニーズ).

情緒的反応

　Dさんは, 積極的な治療を受けることが困難になったことで, 悔しさやいら立ち, 絶望を感じていると思われる. 余命の宣告を受け, 現状の受け入れ難さから医療者や夫からの提案をすべて否定し, 否認することで何とか自分を保とうとしている状態である.

　このような状態でも, Dさんは子どもたちには心配をかけたくないと, より一層気丈に振る舞おうとしているが, 夫はDさんの言動にどのように対応したらよいのか戸惑いを隠せずにいる. 子どもたちは, 両親の状況を感じ取り, 困らせてはいけないと気兼ねしていたり, 現状を知ることへの恐怖や不安を募らせたりしていると推察される. このように, 家族員のそれぞれが, さまざまな**情緒的反応**を示していると考えられる.

2 家族像

　妻, 母として家族をまとめてきたDさんは, 40代という若さでがんを発症し, 家族のために完治を目指して治療に臨んできたものの, その甲斐なく余命2～3カ月という状態に直面し, 絶望的な思いで現実を受け止められずにいる. そのようなDさんの傍らにいる夫は, これからのつらく厳しい状況に必死に立ち向かおうとしているが, 抱える負担も大きくなっており, Dさんが望む在宅療養を引き受けることは困難だと感じている.

　また, Dさん夫婦は, 子どもたちや親族に負担をかけたくないと思いやるがゆえに, 病気に関することはオープンにコミュニケーションが取れていない上, Dさんと夫の間にも意向の相違がみられており, 夫婦のコミュニケーションも停滞してきた. これまでの家族生活で培<ruby>培<rt>つちか</rt></ruby>った「なるようになる」という価値観に基づく家族の対処パターンが影響し, 夫婦だけでなんとかしようと抱え込んでいることで身動きが取れなくなっており, Dさんの今後の療養の方向性について検討することができずにいる.

　Dさん家族は, これまでにDさんの病気に関することを除いては, オープンにコミュニケーショ

ンを取ることができ，親密な**家族関係**を築いてきた．Ｄさん発病後も，Ｄさんの状態の変化に応じて子どもたちも家事を分担しており，家族で協力し合って対処できる統合力が高い家族であると考えられる．そして，Ｄさんと夫は共に「いざというときには，なんとかできる」と子どもたちの力も信じている．

しかし，家族としての**セルフケア力**や**問題解決力**は，まだ親の力に大きく左右される発達途上段階である．また，Ｄさんの病状悪化に伴い，Ｄさんの力が弱くなってきていることで，夫の負担が大きくなっている状態でもある．これまで近親者との間でがんなどの重大な病気に関わった経験や死別経験がないため，現状に対処していくために必要な知識なども乏しいようである．その上，**家族のコミュニケーション**も停滞している状態であるため，これまでのように家族の統合力を高めて対処することが難しくなっている．

Ｄさん家族は，結果に応じて状況に対処できる適応力の高い家族であり，親族を含め円滑な家族関係を維持できているという強みがある．しかし，現在その強みを効果的に生かすことができずにいる状態にある．

3 援助関係の形成

Ｄさん，夫とコミュニケーションを取り，それぞれの思いをじっくり聞いて言動の背景を丁寧に引き出しながら，抱える苦悩を理解しようと努めることで援助関係を形成していく．

Ｄさん家族は，病気以外についてはオープンにコミュニケーションを取り，適応力の高い対処能力を有した家族であり，さらに親族を含め円滑な家族関係を維持できているという強みがある．

医療者は，Ｄさんに残された時間が少ないことや，急性期病院の課題である在院日数のことも気になるため，早く今後のことを決めなければならないと焦りがちである．そのような焦りが態度に出ないように留意して，可能な限りＤさんや夫のペースに合わせ，見守り，待つ姿勢をもつことも重要である．そして，在宅療養か，緩和ケア病棟などへの転院のどちらを選ぶかではなく，Ｄさんの限りある時間を家族でどのように過ごしていきたいか，そのためにどこで，どのように過ごしていくことが家族にとってよりよいのかなど，家族の視点で共に考えていけるように関わることが重要である．

したがって，現在の危機的状況を支え，家族の力が発揮できるように支援するスタイルの援助関係を形成することとした．家族の力を信じて，家族内のコミュニケーションを促進しつつ，オープンにコミュニケーションが取れるように支援する．そのためには，現在抱えている課題である病気について理解できるように，さらに療養に必要なケアについても理解できるように教育的に関わり，家族のもてる力を発揮できるように支援する(図5.4-1)．

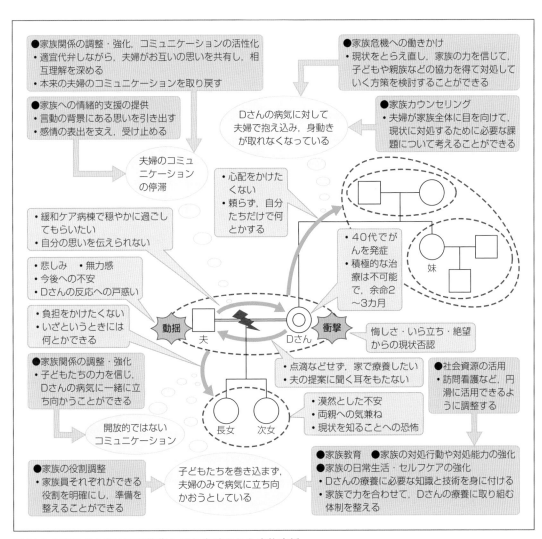

●家族関係の調整・強化，コミュニケーションの活性化
・適宜代弁しながら，夫婦がお互いの思いを共有し，相互理解を深める
・本来の夫婦のコミュニケーションを取り戻す

●家族危機への働きかけ
・現状をとらえ直し，家族の力を信じて，子どもや親族などの協力を得て対処していく方策を検討することができる

●家族への情緒的支援の提供
・言動の背景にある思いを引き出す
・感情の表出を支え，受け止める

Dさんの病気に対して夫婦で抱え込み，身動きが取れなくなっている

●家族カウンセリング
・夫婦が家族全体に目を向けて，現状に対処するために必要な課題について考えることができる

夫婦のコミュニケーションの停滞

・心配をかけたくない
・頼らず，自分たちだけで何とかする

・40代でがんを発症
・積極的な治療は不可能で，余命2～3カ月

妹

・緩和ケア病棟で穏やかに過ごしてもらいたい
・自分の思いを伝えられない

・悲しみ　・無力感
・今後への不安
・Dさんの反応への戸惑い

動揺　夫　　Dさん　衝撃

悔しさ・いら立ち・絶望からの現状否認

・負担をかけたくない
・いざというときには何とかできる

●家族関係の調整・強化
・子どもたちの力を信じ，Dさんの病気に一緒に立ち向かうことができる

・点滴などせず，家で療養したい
・夫の提案に聞く耳をもたない

●社会資源の活用
・訪問看護など，円滑に活用できるように調整する

開放的ではないコミュニケーション

長女　次女

・漠然とした不安
・両親への気兼ね
・現状を知ることへの恐怖

●家族の役割調整
・家族員それぞれができる役割を明確にし，準備を整えることができる

子どもたちを巻き込まず，夫婦のみで病気に立ち向かおうとしている

●家族教育　●家族の対処行動や対処能力の強化
●家族の日常生活・セルフケアの強化
・Dさんの療養に必要な知識と技術を身に付ける
・家族で力を合わせて，Dさんの療養に取り組む体制を整える

図5.4-1●Dさん家族の家族像とそれを踏まえた家族支援

援助の方向性：夫婦で現状に対応するために必要なことは何かを考えることができ，残された時間の過ごし方の方向性を決定する．親族含め家族のコミュニケーションを活性化し，Dさんの最期の療養に家族で参画していくことができる．

1）家族への情緒的支援を行い，夫婦のコミュニケーションの活性化を図る

　子どもたちがまだ高校生であることから，夫婦中心でDさんの病気に対応してきた．しかし，Dさんは余命を宣告され，大きな衝撃を受け，かたくなになっている．夫婦のコミュニケーションも滞り，夫の負担も大きくなっている．病気に関しては，子どもたちや親族とはオープンにコミュニ

ケーションがとれていないことから，一層家族のコミュニケーションが円滑にとれなくなっている．まずはDさんと夫が抱える思いを受け止めながら，夫婦の円滑なコミュニケーションを取り戻せるように支援を行った．

Dさんと夫，それぞれと話す時間をもち，これからの療養について，Dさん家族にとってよりよいことは何かを一緒に考え，支援させてもらいたいこと，そのために今感じていることなどを教えてもらいたいことを伝えた．その上で，病状やこれからの療養についてどのように考えているか，お互い，子どもたちに対してどのような思いでいるのかなど，その思いに至る理由も含めて，感情の表出を支え，傾聴した．

Dさんは面談当初，表情は硬く，多くを語らなかった．無理に話を聞き出すことはせず保護的に関わり，家族のことを第一に考えて治療を頑張ってきたことや，自分のつらさより家族を心配する気持ちをねぎらい，悔しさなどを受け止めていった．

夫に対しては，Dさんの病気のことを一手に引き受け，頑張ってきたことをねぎらい，否定的な感情も吐露してよいことを保証し，感情の表出を支え，夫が安心して相談できる場を提供するように努めた．支援の時間を重ねるごとに思いの表出が増え，夫はこれまで1人で抱えていた思いを堰^{せき}を切ったように話し，家族の病気体験で示したような病気のとらえやニーズなどが表出された．Dさんや夫からも相談を求めて来るようになり，看護師の顔を見ると安心するという言葉も聞かれるようになった．

2) 夫婦でこれまでの価値観や対処パターンを見つめ直し，家族の対処能力の強化を図る

Dさん家族は，これまで「なるようになる」と何事も深刻に考え過ぎず，他者に頼ることなく，夫婦を中心に家族で協力し合って対処することを常としてきた．そのため，子どもや親族などには負担をかけたくないと思い，Dさんの病気に関しては夫婦で抱え込んでしまい，身動きが取れなくなっている．Dさんの余命が宣告され，非常に深刻な状況であるがゆえに，これまでのように深刻に考え過ぎないという気持ちがより強く表れ，ほかの家族員を気遣うがゆえに助けを求められないことが悪循環を生み，危機的状態に陥りつつある．夫が一人で頑張り続け，万一倒れてしまうようなことがあっては，Dさんのみならず子どもたちも困ることや，子どもたちの立場だとどう思うかということを問い掛けるなど，問題の明確化・焦点化を行い，Dさん夫婦が家族全体に目を向けて対処策を考えられるように支援した．

そして，子どもたちの力を信じてDさんの病状をある程度伝えることや，在宅での点滴管理などへの参画について投げ掛けながら，家族の力を信じられるように支援した．また，子どもたちへのフォローも一緒に行っていくことを伝えるなど，関わりの継続性を保証して，子どもたちへの伝え方などを具体的に考えられるように，家族員の対人技術を高める支援を行った．

Dさんが一人で過ごすことが夫の心配事の一つであることを再確認し，近隣にいる親族の支援を

受けることが可能か問い掛け，唯一病名を伝えている実妹になら頼めるだろうと夫婦で話し合い，Dさんから実妹に連絡してみることになった．実妹はDさん家族のためにできるだけのことはしたいという意思を示し，Dさんの療養に積極的に関わってくれるようになった．

このように，各家族員の対応能力の向上や親族からのサポートの獲得など，対処能力を高めることができた．

3）病状理解の促進と今後の療養の方向性について意思決定できるように支援する

Dさん夫婦は，毎回医師からの説明を一緒に受け，病状や治療方針について共有し，治癒への期待をもってこれまで治療に臨んできた．その期待がもてなくなった現在，今後の療養の方向性について夫婦で相違が生じ，意思決定ができない状況となっていた．そこで，それぞれの思いを個別にじっくり聞きつつ，Dさんとの限りある時間を家族としてどのように過ごしたいか意思決定できるように支援を行った．

Dさんと夫がお互いの胸の内を理解し合い，これまで通り，夫婦で話し合って状況に対処していけるように，看護師が夫婦の間に入ってそれぞれの思いを伝えながら，家族の第三者として代弁者を務めて支援した．

一緒に話し合う時間を設け，夫はDさんの思いに沿いたい気持ちはあるものの，Dさんが食事がとれない状態で点滴もせずに在宅で療養することは，病状を一層悪くしてしまうと思っていること，家でDさんが一人で過ごさなくてはならないときに，何かあったらどうしたらよいか心配であること，Dさんが痛みをこらえて険しい顔をしているところを見るのはつらいことなどを伝えた．また看護師から，Dさんが点滴などをせず今まで通りの姿で家族と一緒に過ごしたいと思っているのは，Dさんが自身の役割を遂行するためであり，それが生きる望みになっていることなどを話し，それぞれの心の内を代弁して，それに対してお互いどう思うかを投げ掛けながら，夫婦のコミュニケーションを媒介し，意思決定の基盤をつくった．

さらに，現状に対処していくために必要なことは何かを夫婦で考えられるように支援した．夫婦はDさんが在宅療養できるようになるためにはどうしたらよいのかを考え始め，在宅でも高カロリー輸液を継続していく必要があることを話し合い，Dさんも受け入れるようになった．それから，子どもたちにどのように伝えていくか，子どもたちの負担になることはないか，Dさんが一人で過ごす時間はどのように対応したらよいのかなど，ほかにも検討しなければならないことについて，夫からDさんに投げ掛けるようになった．

4）病気管理に必要なケアについて家族教育を行う

第一歩として，子どもたちにDさんの現状を伝えていくことについて教育的関わりを実施した．夫が金曜日の帰宅後に子どもたちに伝え，その後のフォローができるように，土曜日に一緒に面会に来てもらうことにした．夫がうまく伝えられなくても，面会時に看護師からも説明できることや，子どもたちからの質問などに答えられない場合は，「明日，看護師に一緒に聞いてみよう」と

言ってもらい，夫一人で頑張り過ぎなくてもよいことを伝えた．

　長女，次女共に率先して自分たちのできることはしたいと意思を示し，点滴管理に向けた知識，技術を伝えるなど，家族教育を開始した．家族は必要なケアを学び，真剣に取り組みながらも，和気あいあいとした雰囲気で，声を掛け合いながら練習する様子がみられた．長女，次女共に習得は早く，看護師は「お父さん，お母さんも安心ですね」「さすが，いざというときにはしっかりできるように育ててこられたたまものですね」などと声を掛けながら，意欲を高め，自信をつけられるように心掛けた．

　このようなことを繰り返す中で，Dさん夫婦は，子どもたちの成長をあらためて感じ，これまでの自分たちの子育てのあり方に自信をもつことができた．

　さらに，将来点滴管理などの医療行為を日常生活の中に組み込み，Dさんの病状がこの先悪化していくことは避けられないために起こり得ることを予測しながら，Dさんの病状変化に対応できるように支援し続けていった．

5）今後の在宅療養の準備，家族セルフケア能力の強化に向けての支援を行う

　Dさんの在宅療養の実現に向けて，実妹を含め家族全員で点滴管理の知識，技術の習得ができるように，Dさんの病状と点滴管理の必要性について再度説明し，理解度を確認しながら，家族の準備性を高める支援を行った．

　家族員個々の生活状況を確認しながら，一日，一週間の様子を時間ごとに書き起こし，点滴の交換時間や食事の準備，Dさんへの清潔ケアなど，誰が，どのような役割を担っていけるか，家族でできそうなこと，難しいと思われることを一つひとつ確認しながら，一緒に考えて，それぞれ家族員の役割分担を行った．そして，高カロリー輸液を行いながらの療養生活になることや，今後，疼痛の増強や呼吸困難感などの症状も出てくることが予想されることを伝え，自宅で速やかに対応できるように訪問診療や訪問看護の導入など，社会資源の紹介を行った．

　点滴管理中のトラブルへの対応とともに，今後Dさんに起こり得る疼痛の増強や呼吸困難感などの症状の変化，それに伴い入浴や排泄などに介助が必要になってくることなどを説明し，それらへの対応方法について検討し，生命，機能，安寧に対する危険が予防できるように支援した．訪問看護は，Dさんの状態の変化に応じて相談でき，訪問回数も増やしてもらえることなど，活用する社会資源の内容・期間・期待する効果などを明確化し，まずは清潔支援を含め身体管理のために訪問看護を週2回利用することにし，退院前に訪問看護師と共に退院前カンファレンスを開催した．

　訪問診療の導入も提案したが，Dさんの「通院したい」という思いは強く，疼痛コントロールに対しても，「まだ大丈夫」とDさんの鎮痛薬使用に対する抵抗は変わらなかった．痛みで体力や気力を消耗することや，家族は痛みにさいなまれているDさんの姿を見るのはつらく，痛みが軽減されることを望んでいることを代弁しながら，家族が問題の解釈をコントロールできるように支援した．緩和ケアチームや訪問看護と連携し，外来でフォローしながら，今後も支援を継続することを

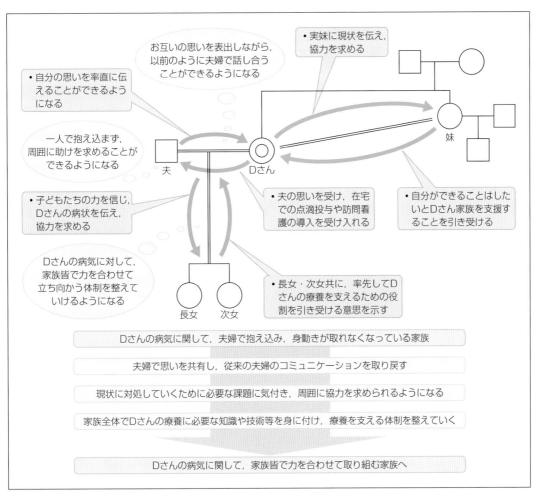

図 5.4-2 ● Dさん家族の家族支援による変化

保証していった.

　夫は，「子どもたちや実妹とも相談しながら，なんとか自宅でやってみようと思う」と話し，D さんは自宅で療養できるようになることに安堵し，家族皆に「よろしくね」と笑顔を見せるようになった（図 5.4-2）．

　Dさん夫婦のやり取りを見守りながら，必要に応じて在宅療養のメリットとデメリットや活用可能な社会資源に関する情報提供などをしていき，家族内の葛藤や期待，思いのずれを調整するよう努めた．夫婦のコミュニケーションを促し，Dさんの望む在宅療養実現に向けた具体的な話し合いを，夫婦で深めていくことができるようになった．

5 長期の療養が必要な小児患者の事例

子どもの長期入院による家族生活への影響や回復の不確かさに伴うストレスを抱え，家族内や医療者との関係性の不調和が生じつつある家族

家族の紹介

患　者●Eくん，3歳4カ月，男児．

経　過●2カ月前に急性リンパ性白血病(acute lymphoblastic leukemia：ALL)の診断を受け，多剤併用化学療法中である．現在，発熱や腹痛が間欠的にあり，対症療法を行っている．両親には，半年から1年程度の入院が必要なことや，治療が順調にいけば80％の確率で長期生存が可能であるが，治療に伴う晩期障害のリスクもあり，長期的なフォローが必要であることが説明されている．Eくんは「体の中に悪いやつがいるから闘う」と話し，つらい治療にも耐えているが，最近は発熱や腹痛，下痢の症状だけでなく，偏食が激しいため病院食の摂取量が減っており，高カロリー輸液を行っている．

母親はEくんに付き添い，処置や検査時は泣き叫ぶEくんに言い聞かせてなだめており，「最近はわがままになって，落ち着きもない」と言い，困っている様子である．父親は休日の昼間にのみ付き添いを交代している．母親は昼夜を問わず長期に付き添っているため，夜間の付き添い交代を看護師が提案するが，母親は「Eに何かあったらと思うと家に帰っても休めない」と話し，乗り気ではない．

母親によると，Eくんの兄には「Eの病気を治すためにお母さんも病院に泊まるから」と話しているという．母親は，「自宅に戻っても兄と遊んでやる元気はなく，兄にもつらい思いをさせて申し訳ない」と漏らすことがあった．兄は，保育園の後は父方の祖父母宅で過ごし，夜に父親の仕事帰りに合わせて自宅に一緒に帰っている．

父親の話では，父方祖母(以下祖母)は「怖い病気．かわいそうに．手助けできることはしたい」とたびたび言い，Eくんの様子を気に掛けている．それに対して母親は，「祖父母はEを『かわいそう』って言うけど，病気と闘うEはかわいそうな子ではありません．きっと，Eが病気になったのは私の育て方のせいだと思っているんです」「最近は，兄を迎えに行ったときに『疲れた』と言われるので，いろいろ頼むのは気が引ける」と話している．このような思いを母親は一度父親に伝えたが，「気にし過ぎじゃないか」と言われ，その後，祖父母に関する話は夫婦ではしていない．

入院期間が長くなるにつれ，母親は看護師に，食事メニューや輸液管理や内服管理，療養環境に関する細かな要求を訴えるようになってきた．また，父親からは「検査値も悪くなっているんじゃないか」「Eの腹痛の原因はほかにあるんじゃないか」「本当に治療はうまくいっているのか」という質問が再三ある．

家　族●父(35歳)，母(32歳)，兄(5歳)との4人家族．父は会社員，母はパートを休職中，兄は保

育園に通園中である．父方の祖父(64歳)，祖母(62歳)は2人ともパート勤務で，Eくん家族の近隣に住んでいる．母方の祖母はすでに他界しており，祖父は遠方に住んでいるため頼ることはできない．父方の伯母，母方の叔母もいるが，普段交流はなく，Eくんの入院に関しては特に連絡を取っていない．

1　家族の病気体験

病気のとらえ方・理解

　Eくんは病気に対して「体の中に悪いやつがいるから闘う」と言い，病気を闘うべき対象ととらえて立ち向かおうとしている．80％の生存率から，両親は治癒する可能性のある病気と前向きにとらえる一方で，医療者に要求や質問をしていることから，治療の効果が出ない可能性もあると不安を抱いていることも考えられる．ALLのように原因が特定できない病気であれば，なおさら不安は強いだろう．そのため，ALLからEくんを全力で守らなければならないと認識していると考えられる．祖父母は，Eくんの様子や療養環境について伝え聞きでしか知ることができず，病像がつかめないため，得体の知れない怖い病気，大変な病気であるととらえている．

　EくんはALLの寛解導入療法中であり，治療期の段階にある．治療により白血病細胞の減少を認める一方で，治療に伴う体への侵襲と合併症のリスクが高まっている．現在の症状として主に発熱，腹部症状，食思不振があり，薬物治療の副作用や，入院生活上のストレスによるものと考えられる．わがままになって落ち着きがないのも，ステロイド大量療法の副作用や入院を強いられるストレスとして，感情の起伏が激しくなっている可能性がある．今後，強化療法および維持療法に向けて，Eくんの心身の負荷がさらに増すことが予測されるため，治療の継続のためには症状コントロールと心身の安寧に向けたケアが重要である．

　このように，家族はALLの病像がつかめないがゆえに，治癒への期待を抱きつつも，先行きが見通せない不確かさやEくんの命が奪われるかもしれないという不安を抱き，揺れている．そのため，Eくんの治療が順調に進むことを何より重要視している．

情緒的反応

　家族の情緒的反応としては，両親には親として病気からEくんを守れなかったという罪悪感が生じている．特に，子育てを中心的に担ってきた母親は，罪悪感に加えてEくんの3歳という年齢からも産みの親としての自責感も強いであろう．母親は，祖父母が発するEくんへの「かわいそう」という言葉を悲観的・被害的に受け取り，さらに自責感を強くしている．さらに，「何かあったら」と考え付き添いを交代しない母親の様子から，Eくんを守り完治を目指すことへの焦燥感や恐怖心もみえる．Eくんは治療への対抗心と不安を示している．Eくんの兄は，面会が制限され，突然母親と分離されて生活環境も変化していることから，疎外感を抱いていると考えられる．また，両親

のEくんへの付き添いや面会によって，兄は親に甘えられる機会が減り，孤立感を抱えている可能性もある．このように，家族は，治療効果や先行きの不確かさも相まって表出されていない感情が潜在化しており，心理的に張り詰めた状態にある．

家族のニーズでは，同じ質問を再三医療者にする父親の行動や，細かな要求をする母親の行動から，現状についての情報を得たいというニーズや，症状や検査結果の悪化への対応策を知りたいというニーズがうかがえる．父親は母親がEくんの付き添いに専念できるように兄の育児を担い，母親はEくんに付き添って療養生活を全力で支え，祖父母は兄の育児に力を貸すというように，家族で役割分担しながらEくんの療養をサポートしている．一方で，家族に生じる病院と自宅の二重生活や，Eくんの療養を最優先することで，家族員間の思いの食い違いや，家族のこれまでの日常が保てないことによるストレスの蓄積など，家族に負担が生じている．

2 家族像

家族コミュニケーションでは，両親はEくんの入院に伴い，兄の育児の一部を祖父母に依頼し協力を得ていることから，拡大家族との間で困ったときには協力し合う関係を築いてきたといえる．しかし，Eくん家族と祖父母家族はこれまで核家族として生活しており，急に接点をもつ機会が増えても率直なコミュニケーションを取ることは難しく，また，家族員がEくんの健康問題に集中せざるを得ない状況において，家族内で互いを思いやるコミュニケーションを取ることも難しくなっている．そのため，母親は，祖母の兄の育児に対する「疲れた」やEくんが「かわいそう」という発言を否定的に受け取り，自責感を強めている．また，母親は夫に胸の内を話そうとしても「気にし過ぎ」と片付けられ，夫婦間でも共感性のあるコミュニケーションが制限されている．

家族役割では，Eくんの治療状況については父親が先頭に立って医療者へ質問しており，父親はEくんの治療状況を把握する役割を遂行している．母親は日々の付き添いや療養法を医療者に提案，継続したり，Eくんを慰めたりと，Eくんの療養をサポートする役割を遂行している．しかしながら，母親は，祖母の兄の育児に対する「疲れた」，Eくんが「かわいそう」という発言について，祖母からの兄の育児や療養サポートの不十分さを伝えるメッセージと受け取り，兄の育児とEくんの療養サポートとの間で**役割葛藤**[※1]が生じている．背景には，現状よりも病状をシビアにとらえ，家族が役割を柔軟に変更することが難しくなっていることや，家族員それぞれが自分の役割に集中して，ほかの家族員の果たしている役割をとらえる余裕がないことが影響している．

家族対処では，Eくんの病気から起因するストレスや，兄のストレスが大きくならないように家族員ができることを行うという**方策的対処**[※2]は積極的に行われている．しかし，家族が一体となっ

※1 役割葛藤：役割を構成するさまざまな要因の間に矛盾や対立がある結果，役割を果たす者に心理的緊張を生じる状態や，役割がスムーズに遂行されずシステムの機能が十分に果たされない状態．

※2 方策的対処：負担を軽減したり現状を打開したりするために，いろいろなことを試みる行動をいう．

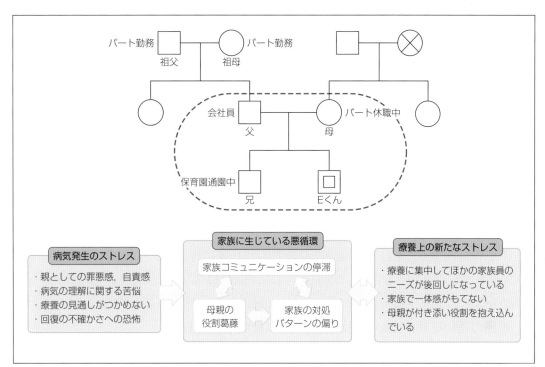

図5.5-1●Eくん家族の病気体験

て家族内の資源を活用しながら取り組む**統合的対処**[1]が縮小されている．さらに，両親はEくんの病状を現状よりも深刻にとらえており，家族員がEくんのそばを離れられず，家族がこれまでの日常を維持する**ノーマリゼーション的対処**[2]も縮小されている．このように対処行動パターンが偏ることで，今後，母親の心身のストレスが持続的に重なるとともに，我慢を強いられる兄のストレス，母親のパート収入がなくなる上にEくんの入院に伴う費用が積み重なる経済的負担というストレスが顕在化することが予測される．

　Eくんの家族は子育て期にあり，親役割を状況に応じて調整することや，兄とEくんそれぞれのニーズを満たすという発達課題を達成していくことで家族として成長していく．しかし，Eくんの病気の発生により家族はコミュニケーションの停滞や役割葛藤，対処行動パターンのバランスを崩しており，家族の発達課題の達成も困難となっている（図5.5-1）．

3 援助関係の形成

　医療者は，同じ質問を再三繰り返す父親や，細かな要求を訴える母親への対応に苦慮している．

※1 統合的対処：家族が一体となって家族内の資源を活用しながら生活の調整・管理を行うもの，凝集性を高め結束して問題に立ち向かうものをいう．

※2 ノーマリゼーション的対処：家族ができる限り普通の生活を維持していこうとする行動をいう．

このような家族との間では，ともすれば医療者は「対応が難しい家族」というとらえが先に立ち，家族と距離を取ろうとすることで，援助関係の形成が難しくなることがある．医療者は，単に両親の言動から対応に困る家族ととらえるのではなく，家族の立場からだと，両親の言動には医療者のとらえとは異なる意味合いがあることを念頭に置いて，両親の真意についてありのままを受け止める気持ちで歩み寄る．つまり，質問や要求によって距離を詰めてくる家族との間に適切な距離感を保つために，医療者は家族の表面的な言動だけにとらわれず，自分たちの感情や立ち位置を意識しながら，言動の背景を含めた家族の体験に目を向けて，家族の困りごとを共有し，一つひとつに対応していくことが援助関係を築いていく上で重要となる．

4 家族への看護アプローチ

Eくんの回復を最優先としつつ，療養と兄の育児の両立を，両親だけでなく拡大家族の力も借りて対処できるというEくん家族がもつ強みを，さらに発揮できるように支援する（図5.5-2）．
援助の方向性1：家族が病気の理解を深めつつ，心理的緊張を緩和することができる．

1）家族の思いを受け止め心理的緊張の背景を明確にする

両親は医療者へ再三の質問や細かな要求をしていることから，Eくんの病状を理解したいというニーズや病状悪化への不安を抱いていることがわかる．そのため，両親の病状認識について話してもらえるように面談の機会を設けた．父親は「最初にこの病気の死亡率を聞いて怖くなった」「インターネットで調べてもいろいろ書いていてよくわからない」と語った．母親は「Eに何をしてやればよいのかわからない」「気付かないところで調子が悪くなっているのではと不安になる」と話した．両親の，予期せぬALLの診断の衝撃と回復の兆しが見いだせないことへの不安，親として子どもの健康を十分に守れず罪悪感を抱えていること，情報を集めては不安になるという悪循環に陥っている心理的緊張の背景が見えてきた．

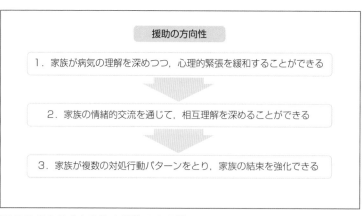

図5.5-2●Eくん家族の援助の方向性

2）家族がもつ情報を整理して現状に即した病状認識を促す

　家族は情報を整理できず，現状に即した病状認識に至らずに心理的緊張が長期化していることから，家族がもつ情報を整理して医療者との間で共有して，妥当な現状認識を促した．まず，家族がもつ情報について話してもらい，家族が理解しやすいように，家族が話す言葉をできるだけ使って情報が示す意味について医療者の解釈を伝えた．そうして，Eくんの病状との共通点や相違点を区別しながら説明した．説明は口頭だけではなく，紙に書きながら両親と確認し合った．父親は「インターネットの情報は不確実と思っていても，調べては心配になっていた．医療者から何度も説明してくれるけど，病気のことは難しくてよくわからなかった」「こうして説明した内容が書かれたものがあると帰ってからも読み返せる」と話し，心理的緊張の背景の一つにあった病状認識を深めて緊張を緩和することができた．また，「自分たちが心配していることに先生(医師)や看護師が対応してくれていることがわかった」と家族と医療者間で課題の共有と援助関係を深めることができた．

援助の方向性２：家族の情緒的交流を通じて，相互理解を深めることができる．

1）家族内で滞っているコミュニケーションを活性化するための土壌をつくる

　家族が現状認識を深めて心理的緊張が緩和されたのを見計らい，家族のコミュニケーションの活性化を促した．看護者は，母親の心配や不安の表出を受け止めて心理的負担を緩和した上で，祖父母の立場からみたEくんの療養イメージについて問い掛けた．母親は，「祖母も大変な病気と思っているので，深い意味はなく率直にかわいそうと言っているのかも」「もともと子どもたちや私のことも，県外から結婚してきたこともあって気を遣ってくれる人ではあった」とこれまでの祖母の言動も含めて語った．看護者は，入院が長期化し，先行き不確かな状況で，両親と祖父母間でとらえる状況が異なることは致し方ないため，拡大家族も含めてできる範囲でこまめに情報や思いを話すことが長期的にみてストレスの軽減につながることもあると支持した．

2）Eくんの病気に家族で力を出し合って立ち向かっていることの意識化を促す

　Eくん家族は方策的対処を多くとっているにもかかわらず，統合的対処が乏しく対処パターンのバランスを崩している．そのため，家族員がEくんの療養上に生じる課題に家族が総出となって取り組んでいることを意識できるよう，看護者からみた家族の対処行動について話題を提供した．母親からは「そうなんです．お兄ちゃんも頑張っているんです」「祖父母も何かと気にしてくれている」と話し，父親は「僕はEの病気のことは前より詳しくなった」と語った．家族員が問題解決のために力を注ぐ背景にある家族のつながりや，病気の知識を深めていることの認識を促すことができた．

援助の方向性３：家族が複数の対処行動パターンをとり，家族の結束を強化できる．

1）療養生活とこれまでの日常を保つ対処行動の拡大を促す

　病状認識が深まりストレスの見方の転換を図れるようになった家族に，この先，4か月以上は続くと見込んでいる入院生活と家族の生活を考えて，この期間を乗り切るために今できることを共に

考えた．父親は「この生活が長く続くことを考えると，家族で共倒れにならないようにしたい」と話した．母親は「Ｅのことも，お兄ちゃんのことも心配」と話した．

そして，父親から「妻も毎日の付き添いは大変だと思う．祖母に付き添いを週１回くらい頼んではどうか」と母親に提案した．母親はＥくんの付き添いを祖母と交代することに気兼ねは残っている様子であったが，「私とばかりいるよりＥにとってもいいのかも」と父親の提案を受け入れた．また，母親は気持ちのすれ違いが生じていると思っていた夫が，悩んでいた療養サポートの役割にいたわりを示してくれたことで，夫婦間の情緒的交流ができた．

家族が決めた，母親から祖母に付き添いを交代するという家族の対処がうまくいくように，看護者からは，昼間の付き添い交代から段階的に時間を延長してはどうかと提案し，祖母が付き添いに慣れるまで看護師も訪室回数を増やし対応して，家族の対処をバックアップした．

2) Ｅくんの療養サポート役割の共有を通して家族の一体感を支持する

祖母が付き添いを交代するようになった後に，父親の提案した付き添いを交代する対処行動を家族がどのように感じているか，家族で共有する機会を設けた．父親は「Ｅも喜んでいて祖母はやりがいを感じているみたい」と話し，母親は「Ｅの体調のよいときはこれからもお願いしようと思う」と話した．また，「兄とも時間がとれるようになったので，兄も私たちが面会に行くときは，機嫌よく待ってくれるようになり，Ｅとも両親そろって過ごす時間が増えたね」と顔を見合わせており，共感性のあるコミュニケーションも取れている．

このように，家族のコミュニケーションが活性化され，家族員がＥくんのために力を出し合うことで結束し，問題に立ち向かうことができるようになった．また，母親が付き添いを離れてこれまでの日常を一時的にでも取り戻せるようになったことで，Ｅくんの健康課題に取り組みつつ，兄のニーズにも応え，さらには祖父母との関係も深めることができた．

この家族は，子どもの見通しの立たない病状や，親としての罪悪感により，Ｅくんの療養にエネルギーが注げるように拡大家族と協力し合うという本来の家族の強みが生かしきれていない状態になっていた．そのため，家族の心理的緊張の緩和とコミュニケーションの活性化により家族内の相互作用を促し，家族の統合的対処を促すことで，さらに家族の相互作用が活発化するという好循環を生むことができた．

>> 引用・参考文献

1) 宮田留理．"家族ストレスと家族対処に関する考え方"．家族エンパワーメントをもたらす看護実践．中野綾美編．野嶋佐由美監修．へるす出版，2005，p.110-116．
2) 野嶋佐由美ほか．慢性疾患患児を抱えた家族のシステムの力と家族対処の分析．日本看護科学会誌．1994，14(1)，p.28-37．
3) 前掲書1)，川上理子．"家族役割についての考え方"．p100-103．

6 精神疾患を抱える患者の事例

病気への効果的な対応方法が見いだせないまま，長期にわたる療養生活と両親の高齢化によって負担が増大し，長期入院を選択しようとしている家族

家族の紹介

患　者●Fさん，34歳，女性．高校1年生の秋に不登校になり，クリニックにかかったところ統合失調症と診断された．治療を開始したが安定して通学できる程度に回復することはできず，結果，高校を中退した．以後，自宅で過ごし，就労経験はない．Fさんはこれまでにも何度か精神科病院に入退院を繰り返している．

経　過●今回，幻覚妄想状態であり，「死にたい」「死んでしまう」と独語を繰り返し，自宅の2階から飛び降りようとしたため，入院となった．Fさんは入院してから2カ月間精神状態が安定せず，保護室※と一般個室を行ったり来たりして隔離を繰り返していたが，入院3カ月目からは4人床の部屋で過ごしている．入院してから5カ月が経過した現在，Fさんは表情が乏しく，会話量も少なめで，会話の応答にも時間がかかる．具体的に質問しないと答えるのが困難な状態で，ほかの患者から声を掛けられれば作り笑顔で「にこっ」と笑うが，自分から他者に働きかけることはない．Fさんの活動性は低く，ホールの椅子に座って新聞を眺めたり，所在なげにホールをうろうろしたり，スタッフが誘えば病棟のレクリエーションに隅のほうで参加したりする程度である．

　Fさんの精神状態は不安定で，幻覚体験は否定するが思考障害があり，「お父さんとお兄ちゃんにお風呂をのぞかれた」と被害妄想がみられ，「42歳で死ぬ」という観念が思考体験を占めることが多い．感情は基本的には平板だが，周囲に過敏で不安になりやすい．「自分の手が変じゃないか．指は5本ある？」と訴えることもあり，周囲への過敏さも併せて自我障害をうかがわせた．精神状態の不安定さはFさんの日常生活のセルフケアにも影響を与え，食事，排泄，着替えは自立しているが時間がかかり，入浴は介助を要する．散歩や外出は「車にひかれない？」「大丈夫？」と身の危険を訴えて自分からは出ないため，スタッフが同伴していた．ただし，主治医の見解では精神状態のこれ以上の回復を望むのは難しく，「薬物調整は終了」とのことだった．実際に，時々不穏状態になったが，頓服薬のリスペリドン1mLを使用すると30分から1時間程度で落ち着いた．

家　族●父（69歳），母（67歳），長兄（44歳），次兄（40歳），姉（38歳）の6人家族．次兄は他県で

※保護室：精神症状によって，患者本人または周囲の人に危険が及ぶ可能性が著しく高い場合には，精神保健福祉法に基づいて，患者に外から鍵のかかった閉鎖的環境の部屋へ入室してもらう．これを「隔離」という．保護室は隔離を安全に実施するための部屋であり，生命を保護し，興奮を減じるために音やにおいなど物理的環境刺激に配慮され，重点的に行動観察ができるように設計されている．

働き，姉も他県に嫁ぎ，それぞれ家庭をもっているため，両親，長兄との4人暮らしである．Fさんの家は花屋で，自宅兼店舗である．店は両親と長兄で切り盛りしており，繁忙期は臨時でアルバイトを雇っている．母親は2年前に軽度のCOPD（慢性閉塞性肺疾患）と診断され，現在も月に1回のペースで通院している．両親は毎週1回の定休日にそろってFさんの面会に来ている．

1 家族の病気体験

病気のとらえ方・理解

Fさんは統合失調症を発症してから20年弱が経過し，基本的には統合失調症の慢性期の状態であるが，増悪と寛解を繰り返し，増悪したときには入院を必要とするため，健康−病気のステージは治療段階，リハビリテーション段階，慢性化に向かう段階を行きつ戻りつしているといえる．

Fさんが発症してから20年弱の間に，両親は家族心理教育に一度参加している．また，これまでにも何度か医師から統合失調症について説明を受けている．Fさんも告知を受けており，自分が統合失調症であることは認識している．家族は統合失調症について，この病気の原因や病態，薬物療法が主体でそれに心理社会的療法が加わることやストレス管理が重要になること，寛解はするが完治には至らないことなど基本的な知識は備えている．

今回の入院の状況

入院後4カ月が経過したころから外泊が開始された．出棟時，Fさんは表情が乏しいながらも「行ってきます」と言って笑って出掛けていくが，帰棟時には表情が硬く，熱を出していた．帰棟後も疲労のためか，次の日までベッド臥床していることが何度か続いた．担当看護師がFさんに外泊中の様子を尋ねても，「テレビを見た」「ご飯がおいしかった」「お兄ちゃんが部屋をのぞきに来る」などの返答があるだけで外泊中の様子がつかめないため，Fさんと両親を交えて退院後の生活を見据えた話し合いをする機会が設けられた．

話し合いは，最初は両親だけで行い，その後に本人を交えることになった．担当看護師が両親に外泊中の様子と退院について尋ねると，母親は「退院なんて無理です」と答えた．理由を尋ねると，「Fが家で過ごしている間は，家族の1人が本人を見張って，ほかの2人が店番をしています．女の子なので，だいたい私が面倒を見ているんです．家事をして，お店の手伝いをして，その上Fの世話までしたら倒れてしまう．お風呂とかも私が手伝ってあげている状況です」「Fも前よりはいいんですけど，お兄ちゃんや主人に『お風呂をのぞいたでしょ』『死ね』と言うときもあるんですよ．また，外泊中に『怖い』とか『死にそう』とか言うときがあって，その後に急に息を止めることがあったりして，どうしていいかわからないんです」「主人が『かわいそうだから』って言うから毎週外泊に連れていくけれど，これ以上は無理です」と話した．父親は力なく申し訳なさそう

に笑った後で「面倒を見てやりたいんですけど，妻がこんな感じなので……」と話しただけだった．両親だけの話し合いの最後に，母親は「あと2カ月もしたらお店が忙しくなるし，もう少し入院させてください」と話した．

　その後，本人を交えてからは特に退院について話すこともなく，外泊を継続することだけが確認された．話し合いの中で，母親がFさんのTシャツの裾からアンダーシャツがはみ出ている姿を見て「そんなだらしない格好をして」「背筋をピンとさせなさい」と言い，Fさんに「外泊するから退院はまだいいでしょ，お店も忙しくなるし」と話し，それを聞いたFさんは「うん」とうつむいているだけであるなど，担当看護師にはFさんと母親のコミュニケーションが気になった．

　Fさんが発症してから20年弱が経過しているため，家族はFさんが統合失調症であることを受け入れ，否認することはない．しかし，Fさんの振る舞いに対して母親が「もうちょっと，ちゃんとしなさい」と口を出すなど，Fさんの現在の状態では無理と思われる行動を求めることもある．両親はFさんの世話をすることができないと話しており，また家族が病院以外の社会資源を利用せず家族内で対処していたことについて，母親は「お店のことや世間体があるでしょ」と話している．家族は統合失調症を忌避し，自分たちでは対応できないと否定的にとらえていると考えられる．

情緒的反応

　Fさん家族の問題の背景には，Fさんの家族が発達，つまり時間的な経過とともに家族の機能や構造を変化させていくことができずにいることがある．Fさんの家族の発達段階は，第6段階の「新たな出発の時期にある家族」である[1)]．この時期は子どもが成長し，夫婦も役割を再調整するなどの変化が求められる段階である．しかし，Fさん家族は自営業の柱が長男に移行したとはいえ，「母親が家事を担い，主にFさんの世話をして自営業に影響が出ないようにしながら，父親と長男が自営業に専念する」というFさんの発症後から約20年間続いた状態であり，これからもそれを維持しようとしている．そのために，家族の内外が変化しているにもかかわらず状況に対応できず，緊急避難として入院が長期化しようとしている．

　Fさん家族は経済的ニーズの充足が潜在的に脅かされているが，家族はFさんの役に立ちたい，何とかできる限りのことをしたいと考え，Fさんを外泊させるなど，家族の一員として受け入れようとしている部分もある．しかし，家族はFさんの行動や精神症状に振り回されていて，どのように対応してよいかわからないでいるところもあり，対応策についての情報のニーズ，肯定的なフィードバックのニーズ，気遣われるニーズなどが存在しているといえる．

　Fさんの家族は自宅で自営業を営んでおり，Fさんが退院することで自営業に影響が出る可能性がある．Fさん家族は，今のところ生活費や治療費に困る状態ではないが，自営業に影響が出ると経済的に困難な状況に陥ることも考えられる．このことはFさん自身も感じており，なるべく自営業に迷惑をかけないようにしようとしている様子がみられる．病気・病者・家族の様相でいうと病気や病者が家族に負担をもたらす側面が強く，Fさんが病気をコントロールできないことは，Fさ

んのみならず家族全体に負担をかける。Fさんが自宅にいることで、Fさんの行動に家族が圧倒されているような状態といえる。

家族の特徴を踏まえた、家族の病気体験の理解から、家族像を整理する（図5.6-1）。

Fさん家族は自営業を家族の基盤とし、Fさんを含めた家族員全員がその維持を重要に考えている。そのため、これまでFさんが統合失調症の症状を増悪させ、それが自営業を圧迫するときは、Fさんを入院させて何とか危機を乗り越え、症状が落ち着いたら自宅で看護するというパターンで対処してきた。しかし、これが長期にわたることや両親が高齢化していることから負担や疲労が増大し、家族は消耗している。

両親は統合失調症の一般的な知識はもっているものの、Fさん個人の病気や体験を理解することができず、病気や症状の悪化に対して効果的に予防や対処をすることができないでいる。両親ともにFさんに自宅で過ごしてほしいと願っているが、女性であるFさんの日常生活を援助する負担は

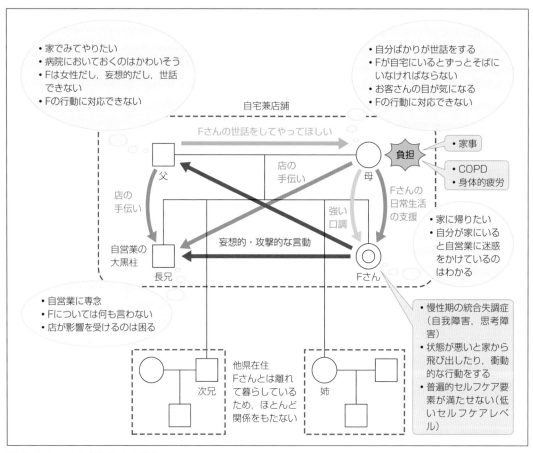

図5.6-1●Fさん家族の家族像

母親に偏りがちで，両親の間でそのことが不満になっている．

　Ｆさんは自宅で過ごしたいという希望はあるものの，それを表立っては示さずにいる．それはＦさんも自分が自宅にいることで，ほかの家族員に負担がかかるということを感じているからだと思われる．Ｆさんも自分の症状悪化のきっかけが何かをつかめずにいる．

　独身の長兄は同居しているもののＦさんの援助に関わることはなく，自営業の柱として仕事に専念している．両親は長兄の仕事のサポートとＦさんの日常生活のサポートを両立させてきたが，それが困難になってきており，病者のＦさんを家族の脅威と感じている状態である．

3　援助関係の形成

　最初に，家族内におけるＦさんの世話をする中心であり，その負担を明確に訴えている母親とコミュニケーションを取り，援助関係を形成していくことを目指す．コミュニケーションでは，母親がＦさんの世話を献身的にしていることをねぎらいながら，負担を傾聴し，共感的に接する．母親もＦさんを入院させておくことが本当に良いとは思っておらず，Ｆさんに申し訳なさを感じていると考えられる．看護者は母親の心理的苦悩を軽減するために，母親がＦさんと家族全体のバランスを取るために行動していることを認めることが重要になる．母親と援助関係を築いた上で，Ｆさんの世話における家族の負担を軽減する具体的な対処などについて話題にしていく．

4　家族への看護アプローチ

援助の方向性：家族が互いの負担をそれぞれ調整しながら，Ｆさんを家族の中に迎え入れ，Ｆさんが自宅で生活できるように取り組むことができる．

1）母親の気持ちの表出を促し，承認する（家族への情緒的支援の提供）

　Ｆさんが自宅で生活をするにあたって，Ｆさん家族の中で最もＦさんの世話をし，負担が大きいのは母親だった．そこで看護師は両親が面会に来たときに，母親に声を掛け，母親だけで気持ちや考えを聞く機会を設けた．

　看護師は最初に母親の健康状態をいたわりながら，Ｆさんの世話と家事の両立が大変ではないかと話題を向けると，母親は「私もね，もう若くなくて．2年前に肺が悪いって言われて，動くと息が苦しいときがあって．自分でも危ないと思うんですよ．通院も今は1週間に1回になっているんですけどね，やっぱりその時間は家を出ていくんで，Ｆをみる人がいなくなるんですよ．夫もお兄ちゃんも店に出ているから」と自身の健康状態の不安について話し，「家事はね，別にいいんですよ．いつものことですから．それよりＦの世話がね，女の子だから．私ばっかりが世話をすることになって，特にお風呂に入るのを手伝うのが大変で，すごく疲れる．夫やお兄ちゃんに『のぞくな』とか言うんですよ，実際にのぞいたことなんてないんですけどね」「もう本当に口が悪いときがあって，お兄ちゃんや夫に『死ね』とか言うし，夫や兄もストレスだと思います．そうかと思っ

たら今度は自分が死ぬとか言い出して．もうどうしたらいいかわからないときがあるんです」とF
さんの世話の負担や不安について率直に表出した．看護師が母親の気持ちの表出について承認※す
ると，母親は再度苦労について話した後で「本当は私だって家に帰してあげたいんですよ．でも，
このまま帰っても共倒れになってしまう，私が倒れたら家はボロボロになりますから．だから病院
に頼るしかないんです」と自分もFさんを自宅で過ごさせたい気持ちがあることを語った．

2）家族の気持ちの共有を図る（家族関係の調整・強化，コミュニケーションの活性化）

　母親も本当はFさんを自宅でみたいという気持ちを表出したことについて，看護師はその気持ち
を父親やFさんに話したことがあるかどうか尋ねた．すると，母親は父親やFさん本人には話した
ことがないと答えた．看護師から母親へ一度気持ちを2人に話すように促すと最初は遠慮していた
が，看護師と一緒にまずは父親だけにということを提案すると，家族で話し合うことに応じた．

　話し合いでは，母親が自分の気持ちを話し，看護師が母親の頑張りを支持すると，父親は「妻に
もFを家でみてあげたい気持ちはあるとは思っていたけれど，負担についてはそんなに感じている
とは思わなかった．とてもよくやってくれていて助かる」と母親への感謝を示し，「自分はFに攻
撃的な態度を取られるけど，自分もできる範囲での世話をしたい」と話した．その後，話し合いの
なかで，Fさんが自宅で過ごすために家族での世話の分担を見直すことを確認し，父親が今後Fさ
んの世話に積極的に加わることを両親からFさんに伝えた．Fさんは最初「嫌だなあ」と言ってい
たが，母親の負担を説明し，家で過ごすためには受け入れなければならないことを看護師からも伝
えると，Fさんは「わかりました」と同意した．

3）Fさんの症状管理について教育する（家族の症状マネジメントの支援）

　Fさんの父親や長兄にお風呂をのぞかれるという訴え（被害妄想）や攻撃的な態度，「死にそう」
と息を止めることは，Fさんの精神症状（精神状態の悪化）によるものであると考えられた．また，
Fさんが外泊から疲労困憊で病棟に戻ってくるのは，精神症状によるものであるのはもちろんのこ
と，家族がそれに対応することができず，Fさんのストレスが高まった反応である可能性が高かった．

　看護師は家族に，Fさんの行動は精神症状によるものであり，Fさんには精神状態の悪化のサイ
ンがあること，病棟ではそれに合わせて症状が顕在化する前に頓服薬で対処していることを伝え，
家族が悪化のサインをつかめているか確認すると，両親ともにサインについては全くわからないと
答えた．そこで看護師は，Fさんのサインと頓服薬の使用のタイミングについて両親に教育した．
加えて，精神状態が悪化しているときのFさんの体験について説明し，Fさんに対してどのような
声掛けや接し方が好ましいかを伝えた．またFさんには，精神状態のセルフモニタリングと，精神
状態が悪いと自分で感じたときは積極的に頓服薬を希望するように教育した．

※承認：承認とは，相手の反応を現在の生活の状況においては当然のことであり，理解可能なものだと伝えることである．承認
においては，積極的に相手を受容するし，受容しているということを相手に伝える．援助者は相手の反応を真剣に受け止め，そ
れらを軽くみたり，矮小化したりしない[2]．

4）Fさんの世話における家族の役割を再調整する（家族の役割の調整）

　父親がFさんの世話に積極的に参加する意思を表したため，看護師は家族の役割の再調整について話し合うように促した．入浴などの性別が大きく関係する部分は女性である母親が継続して担当することになったが，外泊や退院後の通院の付き添いや送迎については父親だけで担当することになった．Fさんの精神状態の悪化に予防的な対処が取れるようになったことで，父親も「まあ，何とかできそうです」と話した．また，精神症状の悪化のサインと対処は長兄とも共有し，家族全員が対応していくことになった．母親は家族の役割が再調整されたことについて「すぐにすべてが変わるとは思わないけれど，みんなもしてくれるというのでありがたいです」と笑顔で話した．

5）社会資源を導入して，家族の負担を軽減する（親族や地域社会資源の活用）

　母親の負担を家族で再調整し，Fさんの精神症状の悪化に対処できるように家族の力を高めても，それは家族の中で完結する方法であった．看護師は両親に，いずれ両親が高齢化したら家族内で対処する限界が来ることを説明し，家族が世間体を気にすることについての共感を伝えつつ，社会資源を導入することを提案した．具体的には，これまでFさんが退院後，日中はずっと自宅で過ごしていたのに対して，地域活動支援センター※やデイケアなどの自宅以外で過ごせるサービスを利用することを提案した．看護師は，Fさんがそれらのサービスを利用することで，自宅でずっと過ごすことがなくなり家族の負担が軽減すること，Fさん自身も自宅に引きこもりになるよりは気分転換になること，Fさんの可能性をいろいろと試す機会になることなどを説明した．当初母親は提案に対して「世間体もあるから」と難色を示したが，Fさんが参加してみたいという意思をみせたことと，父親が送迎を申し出たこともあって，参加を前提に見学に行くことになった．

　その後，両親は精神保健福祉士と面接し，Fさんが参加できそうな地域活動支援センターⅡ型を見つけ，見学に行くことになった．Fさんは父親だけの送迎に変わり，外泊を繰り返したが特に問題は起きなかった．Fさんが疲労困憊となって外泊から帰ってくることはなくなり，両親も「何となく調子が悪いことや，頓服薬を使う要領もわかってきました．Fも自分から『薬を使いたい』って言ってくることもあるんです」とFさんの病気に対処できていることを話した．Fさんは退院後の日中のスケジュールや各種申請の調整が終了した後で，自宅に退院する運びとなった．

※地域活動支援センター：創作的活動または生産活動の機会の提供，社会との交流の促進などの便宜を供与する障害者総合支援法上の施設．市町村などの創意工夫により，利用者の状況に応じて柔軟にサービスを行う「地域生活支援事業」の一つである．事業の内容によって，Ⅰ～Ⅲ型に分類される．Ⅱ型は地域において雇用・就労が困難な在宅障害者に対し，機能訓練，社会適応訓練，入浴などのサービスを提供する．

》引用・参考文献

1) 中野綾美．"家族発達に関する考え方"．家族エンパワーメントをもたらす看護実践．中野綾美編．野嶋佐由美監修．へるす出版，2005，p.104-109.
2) マーシャ・M・リネハン．"認証の定義"．境界性パーソナリティ障害の弁証法的行動療法．大野裕監訳．誠信書房，2007，p.288-336.

7 被災した家族の事例

被災により家族の生活が激変し，家族形態の変更を余儀なくされた家族

家族の紹介

　Gさん(38歳，女性)は，東日本大震災から2カ月が経過したころ，保健センターに相談にやってきた．祖母のHさん(85歳)は，最近，誰もいない部屋で何かに話し掛けたり，パジャマのまま突然家から出ていこうとしたりするなど，おかしな行動がみられ，認知症になったのではないか心配だという．

　震災前，Hさんは息子のIさん(63歳)とその妻のJさん(62歳)が住む家の敷地内にある別棟に1人で暮らし，食事の支度や掃除，洗濯は自分で行っていた．華道の先生として月に1回は教室を開き，近所の人に教えていた．IさんとJさんは夫婦で野菜の栽培を行い，農協へ出荷していた．Gさんは，Hさんたちの家から車で30分ほどのところに，小学生の息子Kくん(8歳)と暮らしていた．公務員である夫は，震災前から県内に単身赴任し，GさんやKくんとは週末に会う生活であった．

　震災後，Gさん，Hさん，Iさん，Jさん，Kくんの5人は，一緒に避難した．震災に伴う原子力発電所の事故により被曝の危険性があり，一家は県外の親戚を頼ったが，1カ所に長期間滞在することは難しく，数カ所の親戚の家を巡った後，避難区域に指定されなかった地域にあるみなし仮設住宅の一戸建ての家を借り，1カ月前からそこで生活を始めた．

　Gさんは，「おばあちゃんが変なことを言ったりやったりすると，父(Iさん)が大声で怒るんです．なんだかいらいらしているみたいで……．そんな父に，子どもがびくびくしていて……．おじいちゃん大好きだったのに，最近はあまり近寄ろうとしないんです」と話す．同行していたKくんに男性看護師が声を掛けると，声を上げながら追いかけっこやプロレスごっこをして遊び始めた．Gさんは「こんなにはしゃぐ姿を見るのは久しぶり．今は，家ではおとなしくしていることが多くて……．きっと怒られないようにしているんでしょうね」と話した．

1 家族の被災体験

　保健師は後日，心のケアチームの精神科医とGさんの自宅を訪ねた．Hさんはパジャマ姿で，布団で臥床していた．廊下とは障子で仕切られたHさんの部屋は薄暗く，衣装ケースが置かれているのみで，テレビやテーブルなどはない．精神科医が話を聞くと，Hさんは「震災後，親戚の家を転々として，ここがどこかもよくわからない．前はシルバーカー(手押し車)を押して買い物にも行っていたけど，今は1人で外に出てはいけないと言われているし，誰とも話せず寂しい」と話す．長谷川式簡易知能評価スケール※で評価したところ23点であった．

※長谷川式簡易知能評価スケール：認知症のスクリーニングテスト．30点満点で，20点以下の場合，認知症を疑う．

その後，保健師が話を聞くと，「ここで静かにしているしかないんだ．息子（Ｉさん）を怒らせないように，言うことを聞いて……」と涙ぐみ，「私もつらいけど，息子はもっとつらいと思う．毎日毎日畑に出て，ビニールハウスも新しくして，せっせと仕事をしていたのに，全くできなくなってしまった．ふびんで仕方がない」と話す．

精神科医が居間でＧさん，Ｉさん，Ｊさんに対し，Ｈさんの状態について，「質問にはきちんと答えられており，認知症と診断できる状態にはない．活動性が下がっているので，何かできることをしてもらったほうがよい．人と会えない寂しさもあるようなので，知り合いに会って話せるとよいと思う．おかしな言動は睡眠薬が影響している場合もあるので，内科医にも相談してみたほうがよい」と説明した．それを聞いたＩさんは，「これ以上，俺にどうしろというんだ．俺だっていっぱいいっぱいなんだ！」と声を荒らげ，泣き出してしまった．Ｇさんは「お父さん，大丈夫？そんなに興奮しないで……」と声を掛け，妻のＪさんは困ったような表情でうつむいていた．その後，Ｉさんは「手塩にかけてきた畑も駄目になってしまって，今後何をしたらいいのかわからない．何でこんな目に遭わなければならないのか……．あんなにしっかりしていたばあちゃんまでおかしくなってしまって，お手上げだ」と気持ちを吐露した．

Ｇさんは「私が職場まで通えるこの場所に引っ越してきたけれど，周りに知り合いがいるわけでもなく，祖母も両親も愚痴も言えずに大変なんだと思います．近所の人は役場ごと移転した地域の仮設住宅に住んでいる人が多くて，ここからは１時間以上かかるから，なかなか会うこともできないし……．今までは，ご近所と声を掛け合って暮らしていましたからね」と，ほかの家族を気遣っていた．また，「私は職場では話ができるし，忙しくしていると，いろいろ考えなくてもいいから助かるかな．職場までは１時間ぐらいかかるし，結構残業も多いので，家事は母（Ｊさん）にお任せですけど．夫はものすごく忙しいようで，電話で話すのも大変ですが，何とかやっているのだと思います．息子（Ｋくん）がここの生活に慣れてくれればいいんですけど……」と話した．Ｇさんが居間の隣りの部屋でゲームをしているＫくんに声を掛けると，Ｋくんは部屋から出てきたが，Ｇさんに後ろから抱き着き，小声で「こんにちは」と言うと，すぐに部屋に戻っていった．

この家族の状況を，家族アセスメントを基に考えてみる（図5.7-1）．

家族は震度６という大地震を経験し，恐怖の中，さらに原発事故の発生によって即座に避難しなければならないという事態に直面した．受け入れてくれる親戚の家を訪ね，数日ごとに別の場所に移動するという不安定な生活は，相当なストレスであったと考えられる．

Ｈさんは85歳であるが，震災前は家事一切を自ら行い，自力で買い物にも行き，定期的に華道教室を開くなど，活動性が高く他者との交流も多い生活を送っていた．しかし，見知らぬ土地での自由度の少ない避難生活では，担う役割もなく臥床で過ごす毎日となっていった．活動性が著しく下がり，人との交流も遮断されたことで，筋力や認知機能の低下につながっている．挙動不審な行動がみられたが，会話内容や長谷川式簡易知能評価スケールの結果からは，認知症とは診断され

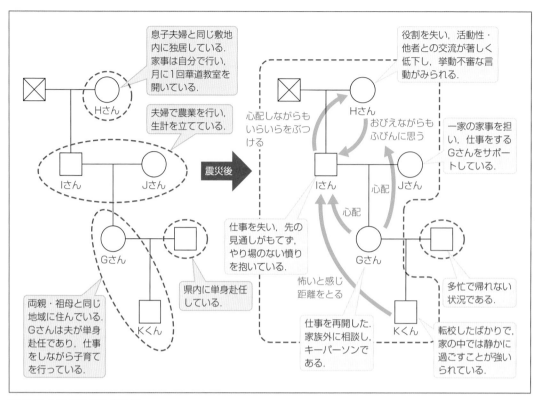

図 5.7-1 ●家族の被災体験

ず，睡眠薬の影響などによるせん妄の可能性が考えられる．また，他者とのつながりが断たれたことによる寂しさ，社会の中での役割がなくなったことによる喪失感，自分で生活を組み立てることができない脱コントロール感など，さまざまな情緒的反応が生じていると考えられる．さらに，厳しい言葉を投げてくる息子への恐れと共に，生活が一変した息子をふびんに思う気持ちがあり，複雑な心境にある．

　Ｉさんは，妻のＪさんと農業を営み，実直に仕事に打ち込んできたが，原発事故による避難指示を受け，今までの仕事が一切できない状況となった．このことは，生活の中核だった仕事を失い，耕してきた農地を失い，育ててきた作物を手放さざるを得ないという，大きな喪失体験となっている．一変した生活の中で今後の見通しももてず，不安を抱きながらほかの家族を支えていく重圧を感じ，なぜこのような状況になってしまったのかというやり場のない怒りが，母親であるＨさんに向かっていると考えられる．

　Ｇさんは，祖母であるＨさん，父であるＩさんの状態を危惧し，外部者に援助を求める行動がとれており，家族のキーパーソンとなっている．単身赴任中で被災県の公務員として多忙な夫とは物理的に交流しづらく，具体的な支援は得られにくいが，夫が自立した生活を送れていることに安心している．母親であるＪさんが家事を担うことで仕事を継続できており，それによって同僚とのつ

ながりが維持され，仕事に打ち込めることで，精神的な安定が保たれていると考えられる．

Kくんは，被災や転居に伴うストレスに加え，今までの母親との2人暮らしから急に5人という大人数での生活となり，生活スタイルが変化した．応急仮設住宅に住み始めてからは日が浅く，小学校も転校したばかりで同級生とも新たな関係を築かなければならず，精神的に負荷がかかりやすい状況である．また，以前は優しかった祖父のIさんが，いらいらして大声を上げる姿に驚きや怖さを感じ，萎縮しながら生活している．緊張感が漂う家庭内では静かに過ごすことを身に付け，エネルギーを放出する形でのストレス発散が図りにくくなっている．また，父親と会う機会の減少も，心理的な影響を与えていると考えられる．

2 家族像

震災前は，高齢でありながらも地域の人々とつながりをもちながら自立した生活を送っていたHさん，2人で協力しながら農業を営み生計を立てていたIさん，Jさん夫妻，仕事の都合で夫とは別居しながらも子育てと仕事を両立させて生活していたGさん，Kくん親子という3世帯が，近い距離で交流をもちつつ独立した生活を送っていた．しかし，震災とそれに伴う原発事故により，避難を余儀なくされ，一気に3世帯5人の大家族となって生活を共にすることになった．被曝に対する恐怖，親戚の家を移り住む不安定な生活，慣れない土地での新たな生活の開始によるストレスに加え，家族内での役割が大きく変化したことで家族関係に不調和が生じている．

家事もせず，家族以外の人との接触も断たれてしまったHさんには，健康問題が生じ始めている．Iさんは，長年従事していた農業ができなくなったことによる喪失感が大きく，先の見通しがもてないことや，不条理な状況に対する怒りを母親であるHさんにぶつけている．HさんとIさんは，お互いに相手を思いやりながらも，表面的には，母親の不可解な行動にいら立つ息子と，息子から怒られることを回避しようと息をひそめている母親という関係にある．そのような家族において，家族内の状況を把握し，家族外に支援を求める行動を起こしているGさんが，キーパーソンとして機能している．

3 援助関係の形成

Gさん家族は，知らない土地での生活を始め，家族外の人との交流が極めてもちにくく，家族内で密着してストレスを高めやすい状態である．よって定期的に訪問し，HさんやIさんの心身の健康状態を把握しながら，各家族員の思いを丁寧に聴いていく．家族だけでは感情のコントロールがしにくく，冷静に思いを伝え合うことや，今後について話し合うことが難しいと想定されるため，家族同士で話し合える状況をつくることも求められる．

もともとは世帯ごとに分かれて生活していた家族であり，状況によっては現在とは異なる家族形態を模索していくことになるかもしれないが，その際，支援者側がこうあるべきといった家族像を

押し付けるのではなく，この家族が自分たちの選択ができるよう，家族の価値観を尊重した姿勢で臨むことが大切である．

4 家族への看護アプローチ

援助の方向性：各家族員が役割をもち，自尊感情を向上させ，心身の健康状態を保てる状況を模索して，今後の家族のあり方について家族間で合意形成を図っていく．

　被災し，避難生活をしてきたHさん，Iさんはさまざまな喪失体験をし，家族内での役割をも失ったことで，自尊感情の低下が生じていることから，家族内で何らかの役割を再獲得していく必要がある．セルフケアを強化しながら，心身の健康状態の回復を図ると共に，避難指示により否応なく現在の家族形態となった家族が，今後どのような生活をしていきたいのかを考え，家族間で十分に話し合いながら，方向性を決めていけるよう支援する．

1）不安定な状態にある家族員の精神的安定が図れるよう支援する（家族の情緒的支援・セルフケアの強化）

　この家族からの相談は，Hさんの奇異な行動であった．そこで，心のケアチームの看護師が頻回に訪問し，Hさんの話を聞く時間を十分にとった．Hさんは，結婚してから50年以上住み続けていた土地を離れることの寂しさや，40代で夫を亡くし，その後息子が頑張ってくれたことへの感謝など，さまざまな思いを語った．少しずつHさんとの関係ができてきたところで，やってみたいことを尋ねると，「本当は台所に立ちたいけれど，料理はJさんの仕事だから，手を出すのは悪くてできない」「足腰が弱って，これでは台所仕事は大変だし，庭の花を切ってきて部屋に生けたりもできない」と話した．「次回は一緒に庭に出てみましょうか」と言うと，楽しみにしている様子だった．次の訪問時には，普段着に着替えて待っており，「紫陽花が咲いているらしいから切ってこよう」と，Jさんが用意したはさみを持って庭に出た．そのころには，Hさんにおかしな言動があるという家族の訴えはなくなっていた．

　訪問時はできるだけ2人で行き，Iさんにも声を掛けるようにした．Iさんは素っ気ない態度を示しながらも，「あんた，この辺の人？」などと言いながら，話に応じてくれる．「忙しくしていたころは1カ月ぐらい休みたいと思うときもあったけど，こんなに働かないのは駄目だ．体も鈍るし，つまらない」と，現状を嘆いていた．野菜の育て方などを教わっていると，「移設した役場のそばの仮設に入ったやつらは，近くに狭いけど土地借りて，何か植えたりしているらしいんだ．そんなことでもできれば，少しは時間つぶせるかな」と話すこともあった．男性の看護師には，将棋をしないかと誘うこともあった．「楽しみといえば，これぐらいでね．前は近くに将棋指しが何人かいたから，雨で畑に出られないときには，お互いの家に行ってやっていたけどね．うちじゃ，誰もやらないからね．孫に教えようと思っていたけど，私のところには寄ってこない」と寂しそうに話すこともあった．

2）家族内で役割調整が図れるようコミュニケーションを促す（家族役割の調整・家族関係の調整）

　Hさんは少しずつ動けるようになり，自分の部屋で新聞を読んだり，以前やっていた刺し子をしたりするようになった．しかし，「こんなものを作ったって誰が使うわけでもないし，暇つぶしなだけだ」「家のことは全部Jさんがやってくれるから，私はもうお迎えがくるのを待つだけ……」と悲観的な言葉が聞かれた．

　ある日，Hさんの部屋で話していると，Jさんがお茶を持ってきてくれたため，「今，刺し子を見せてもらっていたんですよ．どこで使うのがいいか話していたんですけど，どうですかね」と話しかけると，「あら，きれい！電話にカバーをかけようと思っていたんだけど，それに使わせてもらってもいいかしら」と提案してくれた．Hさんは「使えるところがあったら使っておくれ．こんなのでよければ，いくらでも作れるから……」と言い，3人でしばらく刺し子の話をした．

　その後，訪問時にJさんがお茶を持ってきてくれた際には，Jさんとも一緒に話をする機会を設けた．その中で，「Hさんも随分調子が戻ってきたようですが，Jさん，何かHさんに頼みたいことはありますか．足の筋力をつけるためにも，お家の中でできることを増やしていけるといいんですが……」と投げかけた．Jさんは「1人で苦労してきたお母さんに，私たちが同居してまで働いてもらうのは申し訳ない．ゆっくり好きなことをしてください」と言い，Hさんは「いや，何もすることがないのはつらい．洗い物でもなんでもするから，忙しいときは言って」と返した．Jさんは「それじゃあ，お言葉に甘えて，出掛けるときにはお願いしますね」と答え，後日，Iさん，Jさん夫妻が一緒に受診に行くときなどは，食後の後片付けを頼むようになった．また，Hさんは，自分の部屋の掃除や玄関に花を飾るなど，自分なりにできることを行うようにもなった．

3）この家族が活用できそうな社会資源を紹介する（社会資源の活用）

　Hさんは，家の中では随分動けるようになったが，外出は内科受診に診療所へ行くぐらいで，家族以外の人とは交流をもてずにいた．もともと多くの人と付き合いながら生活していた人で，寂しいと口にしていたので，被災者が集うサロンを紹介した．しかしHさんは，「そんなところに行くのに車出してとは頼めない．それに，これはここに住んでいる人たちが集まっているんでしょ．よそ者が行っても駄目だ」と言って拒んだ．Hさんが寂しいというのは，今まで交流をもっていた人たちと会えなくなったことによる感情であり，単に誰かと話したいのとは異なることが伝わった．

　一方，家の中で大人たちの顔色をうかがいながらおとなしく暮らしているKくんには，ストレスを発散して楽しめる時間になればと思い，被災した子どもたちを対象にした県外でのサマーキャンプを紹介した．Kくんも興味を示し，申し込みをすることになった．Gさんは「1人でお泊まりさせたことはないので心配ではありますが，少しでも気分転換できればと思います．放射線のことがあるから外で遊ばせるわけにもいかず，家の中は騒いじゃ駄目と思っているようで，静かにしているんですよ．最近は父も大きな声を上げることはなくなりましたが，また怒られるんじゃないかっ

て怖いんでしょうね．なんだか，かわいそうで……」と話した．

4）家族で今後の生活を考えるよう促し，その決断を尊重する（家族の意思決定の支援）

　訪問を重ね，話をしていく中で，HさんとIさんは以前住んでいた地域の人たちへの思いを募らせていた．Hさんは，しきりに「近所の人たちと話したい」「○○の仮設には，華道の生徒さんが3人はいるらしいから，あそこに行けば，またお教室を開けるかも」と言った．Iさんも「役所のそばの畑で採れたものを今度送ってくれると言うから，こっちから取りに行くって言ったんだ．そのまま住まわせてもらおうかな」と楽しそうに話すようになった．

　久しぶりにGさんに会った際，「HさんもIさんも，○○の仮設には知り合いの方がたくさんいるので，いいなあと思っているようですね」と話すと，「そうなんです．最近は，2人はそれで意気投合していて，この間は，2人で引っ越そうかって言い出したんです．祖母と父は一度も町を出たことがない人なので，よそから嫁いできた母や私とは思いが違うようなんです．今は町に戻れないけど，せめて同郷の人たちと暮らしたいと思うみたいで……．特に祖母は『知っている人たちがいるところで死にたい』なんて言うんです」と言う．そして，「私は仕事を続けたいし，子どもも転校させたばかりなので，引っ越すなんてとんでもないと思っているんですけどね」と話した．

　Jさんの意向について聞くと，「面と向かって聞いてはいないけど，たぶん，私と同じじゃないかと思います．父や祖母もどこまで本気なのかわからないし……」と言う．そこで「どこで暮らしていくかは，とても大切なことなので，一度，ご家族で話してみてはどうでしょう」と勧めると，「そうですね．でも，看護師さんの目から見て，あの2人で生活していけると思いますか？」と心配している．そこで，今のHさんは筋力の低下から歩行が不安定で，介護認定を受けられると思われること，そうすればヘルパーなどを入れられることを伝えた．

　後日，Gさんから「両親と祖母がそろったところで，○○の仮設に移りたいのかと聞いたところ，祖母は『ぜひそうしたい』，父も，『みんなが承諾してくれるなら，そうしたい』と言って，『私はここを動けない』と伝えると，母は私が仕事を続けるのなら同居していたほうがいいだろうから，父と祖母の2人で仮設に入りたいのなら，それはそれでいいんじゃないかということになったんです．2人ともすごく嬉しそうで，家事のことも，祖母は『大丈夫．今までだってやってきたんだし』と言うし，父まで『別に仕事があるわけじゃないから，ばあちゃんの面倒ぐらいみられる』ってやる気満々なんです」と報告があった．Gさんは「老人2人を仮設に追いやるみたいで，世間体が悪いようにも思うんですけど……」と気にしている様子であったため，「どこで，どんな形で暮らしていくかは，それぞれの家族の選択だと思うんです．大切なことは，それぞれの思いを出し合って，その上で納得して決めることだと思います．ご家族の皆さんが『それがいい』と思っていらっしゃるなら，そうされるのがよいのではないでしょうか」と伝えた．するとGさんは，「そうですね．父があんなに嬉しそうなのは久しぶりで，私も嬉しくなりました．大声を出していたころが嘘のようです」と答えた．

INDEX 索引

家族看護学－家族のエンパワーメントを支えるケア

2020年9月20日発行　第1版第1刷
2023年4月10日発行　第1版第3刷

編著者　中野 綾美／瓜生 浩子

発行者　長谷川 翔

発行所　株式会社メディカ出版
　　　　〒532-8588
　　　　大阪市淀川区宮原3-4-30
　　　　ニッセイ新大阪ビル16F
　　　　https://www.medica.co.jp/

編集担当　工藤麻里
装　　幀　神原宏一
本文イラスト　有限会社デザインスタジオエキス
　　　　　　　八代映子／川添むつみ
印刷・製本　岩岡印刷株式会社

ISBN978-4-8404-7214-2　　　　　　　　　　　　　　　　　Printed and bound in Japan

「ナーシング・グラフィカ」で学ぶ、自信

看護学の新スタンダード
NURSINGRAPHICUS

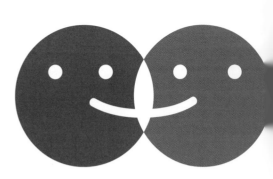

独自の視点で構成する「これからの看護師」を育てるテキスト

人体の構造と機能	① 解剖生理学 ② 臨床生化学
疾病の成り立ちと回復の促進	① 病態生理学 ② 臨床薬理学 ③ 臨床微生物・医動物 ④ 臨床栄養学
健康の回復と看護	① 呼吸機能障害／循環機能障害 ② 栄養代謝機能障害 ③ 造血機能障害／免疫機能障害 ④ 脳・神経機能障害／感覚機能障害 ⑤ 運動機能障害 ⑥ 内部環境調節機能障害／ 　性・生殖機能障害 ⑦ 疾病と治療
健康支援と社会保障	① 健康と社会・生活 ② 公衆衛生 ③ 社会福祉と社会保障 ④ 看護をめぐる法と制度
基礎看護学	① 看護学概論 ② 基礎看護技術Ⅰ 　コミュニケーション／看護の展開／ヘルスアセスメント ③ 基礎看護技術Ⅱ 　看護実践のための援助技術 ④ 看護研究 ⑤ 臨床看護総論
地域・在宅看護論	① 地域療養を支えるケア ② 在宅療養を支える技術

成人看護学	① 成人看護学概論 ② 健康危機状況／セルフケアの再獲得 ③ セルフマネジメント ④ 周術期看護 ⑤ リハビリテーション看護 ⑥ 緩和ケア
老年看護学	① 高齢者の健康と障害 ② 高齢者看護の実践
小児看護学	① 小児の発達と看護 ② 小児看護技術 ③ 小児の疾患と看護
母性看護学	① 概論・リプロダクティブヘルスと看護 ② 母性看護の実践 ③ 母性看護技術
精神看護学	① 情緒発達と精神看護の基本 ② 精神障害と看護の実践
看護の統合と実践	① 看護管理 ② 医療安全 ③ 災害看護
疾患と看護	① 呼吸器 ② 循環器 ③ 消化器 ④ 血液／アレルギー・膠原病／感染症 ⑤ 脳・神経 ⑥ 眼／耳鼻咽喉／歯・口腔／皮膚 ⑦ 運動器 ⑧ 腎／泌尿器／内分泌・代謝 ⑨ 女性生殖器

NURSINGRAPHICUS EX